AF394835

DE LA

SYPHILIS DES VERRIERS

HYGIÈNE ET PROPHYLAXIE

PAR LA VISITE SANITAIRE

PAR

Le Dʳ GUINAND

Ex-chirurgien interne des hôpitaux de Lyon,
Membre correspondant de la Société anatomique de Paris,
Lauréat de la Société nationale de médecine de Lyon

(MÉDAILLE D'OR).

PRIX : 2 FR. 50.

PARIS

G. MASSON, ÉDITEUR

LIBRAIRE DE L'ACADÉMIE DE MÉDECINE

Boulevard Saint-Germain, 120.

—

1881

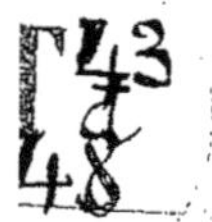

DE LA

SYPHILIS DES VERRIERS

HYGIÈNE ET PROPHYLAXIE

PAR LA VISITE SANITAIRE

PAR

LE Dr GUINAND

Ex-chirurgien interne des hôpitaux de Lyon,
Membre correspondant de la Société anatomique de Paris,
Lauréat de la Société nationale de médecine de Lyon
(MÉDAILLE D'OR).

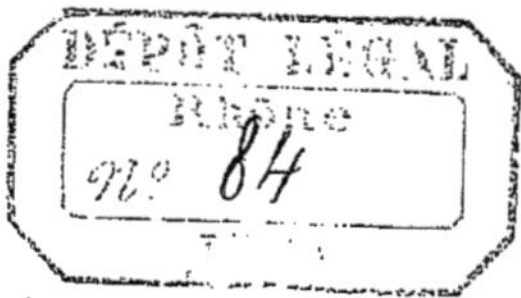

PRIX : 2 FR. 50.

PARIS

G. MASSON, ÉDITEUR

LIBRAIRE DE L'ACADÉMIE DE MÉDECINE

Boulevard Saint-Germain, 120.

1881

SYPHILIS DES VERRIERS

HYGIÈNE ET PROPHYLAXIE PAR LA VISITE SANITAIRE

Dans la vallée du Gier, comme dans la plupart des districts houillers, la population ouvrière se répartit en trois genres d'industries principales :

1° Les *mines*, dont je me suis occupé à propos de la terrible catastrophe de feu grisou qui frappa en 1878 nos ouvriers mineurs ;

2° La *métallurgie* ou les forges, qui occasionnent beaucoup d'accidents chirurgicaux ;

3° L'*industrie verrière*, qui est, sans contredit, une de celles qui intéressent le plus l'hygiéniste et le médecin.

Rive-de-Gier, qui est aujourd'hui, au point de vue industriel, le centre le plus important de la verrerie en France, fut, il y a environ vingt ans, au point de vue médical, le premier et le principal centre d'observation de la syphilis transmise par le soufflage du verre. C'est sur un ouvrier ainsi infecté dans nos usines que M. Rollet, alors chirurgien en chef de l'Antiquaille, reconnut et démontra, en 1859, la contagiosité des accidents secondaires. C'est également dans nos verreries, et sous l'inspiration philanthropique des *Spécialistes lyonnais*, que furent expérimentés, en 1862, les premiers moyens de prophylaxie de la syphilis profession-

nelle , à savoir : 1° la *visite périodique bi-mensuelle* ;
2° *l'adaptation à l'extrémité de la canne de l'embout Chas-sagny*.

Enfin, Rive-de-Gier est encore actuellement à peu près la seule ville où l'on s'occupe de sauvegarder les verriers de la contagion à l'aide de la visite sanitaire.

Appelé, depuis bientôt dix ans, à pratiquer tous les mois ce contrôle médical dans l'une des principales usines du bassin de la Loire, j'ai cru de mon devoir d'exposer le résultat de mon observation, au sujet des accidents qui peuvent être provoqués par le soufflage du verre ; je me propose ensuite de démontrer que le moyen le plus pratique d'en prévenir les graves conséquences est aujourd'hui : la *visite périodique*.

Mais pour bien faire connaître les nombreuses occasions qui exposent le verrier à contracter la syphilis dans l'exercice de sa profession, il est indispensable de donner quelques détails techniques sur la fabrication du verre.

Il y a plus d'un siècle qu'on fond et qu'on moule du verre sur les bords du Gier ; toutefois, ce n'est que depuis 1830 que cette industrie a pris dans notre ville une réelle extension. Depuis 25 ans surtout, nos usines s'étaient considérablement agrandies, lorsqu'en 1876 M. Richarme, député de la Loire, inaugura , avec succès, le nouveau système de four Siemens à fusion continue.

Grâce à cette importante innovation qui réalise une grande économie de combustible, la maison Richarme frères réunit à Rive-de-Gier ses ouvriers de Valence et de Grand'Croix, et la Compagnie générale des verreries de la Loire et du Rhône transporta dans notre ville tous ses fours à bouteilles de Givors et de Vienne. Par suite de cette double concentration, nos verreries sont devenues les plus considérables,

non-seulement de la Loire et du Rhône, mais de la France
entière.

Fusion. — La fabrication du verre repose sur la pro-
priété qu'ont les sables plus ou moins siliceux de fondre
lorsqu'ils sont mélangés avec certaines bases (potasse, soude
et chaux) et portés à une très-haute température, 15 à 1600°.
Aussi la matière première est-elle en général de peu de
prix, et tout le secret de l'industrie verrière consiste-t-il dans
l'économie du combustible et de la main-d'œuvre.

Jusqu'à ces dernières années, la fonte avait lieu partout
dans des pots ou creusets rangés à l'intérieur d'un four au
nombre de 6 à 12, et chauffés directement par la flamme de
la houille, du bois ou de la tourbe. Il fallait 12 à 22 heures
pour amener les matières premières au degré de fusion
voulu pour le moulage. Il en résultait donc, pour les verriers
à bouteille ou à vitre, une intermittence irrégulière de travail
variant de 12 à 22 heures.

Depuis 1876, la plupart des usines ont abandonné cet ancien système qui exigeait une trop grande quantité de
combustible (1 hectolitre de charbon de terre pour 35 bouteilles prêtes à livrer). Elles ont construit des fours Siemens
chauffés au gaz, où le verre est constamment maintenu
en fusion dans un seul et immense bassin qui a remplacé
les anciens creusets.

Ce nouveau procédé de fusion a révolutionné toute la
verrerie, en permettant de fondre et de mouler, en même
temps du verre dans un même four, sans interruption pendant 10 à 14 mois. Le temps du repos et du travail de chaque
ouvrier a été régularisé en divisant la journée de 24 heures
en deux ou trois brigades de souffleurs, qui se relaient
alternativement toutes les 8 ou 12 heures.

Moulage et soufflage du verre. — Je prendrai pour type la fabrication des bouteilles qui occupe à elle seule les neuf dixièmes des ouvriers dans la plupart de nos usines. Le verre *cueillé* n'est malléable que pendant le court espace de temps qu'il met à passer du rouge blanc au rouge cerise. C'est pourquoi chaque verrier s'est adjoint deux collaborateurs, plus un porteur, qui tous ensemble travaillent avec la plus grande célérité à *cueiller*, à souffler et à porter recuire la même bouteille.

En effet, si l'un des aides s'oublie, si un retard survient, si seulement la canne est trop froide, le verre se durcit trop vite et il devient plus pénible à insuffler ; on est alors obligé de le réchauffer à nouveau, et parfois même la bouteille est man·quée par suite de la lenteur dans le travail et du refroidissement qui s'ensuit. Cette promptitude dans les divers temps du moulage est surtout nécessaire aujourd'hui, que la plupart des bouteilles sont insufflées dans un moule en fonte, au contact duquel le verre se refroidit plus rapidement que dans les anciens moules en terre. D'autre part, plus l'ouvrier travaille rapidement, mieux il tire parti du verre fondu, et moins il se consomme de combustible pour une même quantité de bouteilles ; aussi le maître de verrerie, qui est le premier intéressé à la rapidité du travail, y a intéressé l'*ouvrier* en le payant aux pièces : voilà pourquoi ce dernier a contracté l'habitude de travailler en courant sur son estrade, malgré la chaleur intense qui l'entoure, et arrive-t-il à souffler et à mouler 75 à 85 bouteilles à l'heure.

Des divers temps de la fabrication d'une bouteille. — Au-devant d'un four rempli de verre en fusion, sont rangées 8 à 14 places, sur chacune desquelles trois employés travaillent successivement à façonner une même bouteille qu'un quatrième aide emporte au four à recuire. — Le premier temps est le *cueillage* du verre fondu par un jeune garçon, le plus souvent un enfant de 12 à 14 ans qu'on nomme *gamin*, cueilleur ou premier souffleur. Il reçoit du porteur la *canne* (tube de fer ayant la forme d'une queue de billard de 1 mètre 80 à 2 mètres de long pesant 3 à 5 kilog.), il la plonge dans le creuset ou bassin pour cueiller du verre une première fois. Il fait tourner la canne dans ses mains pour enrouler le verre, puis il cueille une seconde fois, et ne doit souffler que si la canne est trop froide, parce que le verre ne se laisserait plus percer par l'insufflation du *grand-garçon* ou deuxième souffleur. Celui-ci prend la canne immédiatement après le gamin et cueille encore une fois ; puis il se hâte de donner à la boule de verre une forme ovoïde et allongée en la faisant tourner successivement dans deux moules en fonte ouverts horizontalement. Le grand-garçon termine le second temps ou la *paraison* en soufflant assez fortement deux ou trois fois pendant 4 à 6 secondes ; puis il repasse la canne au troisième souffleur, qui porte seul le nom d'*ouvrier* verrier. C'est en effet lui qui achève la bouteille, que les deux premiers aides n'ont fait que lui préparer. Il porte immédiatement à ses lèvres l'embouchure de la canne *toute chaude et toute humide* de la salive du grand-garçon, il la serre fortement, souffle à plusieurs reprises pendant 10 à 15 secondes en la faisant tourner continuellement dans un moule ouvert ou fermé, en terre ou en fonte. Enfin, après avoir coupé le col, repoussé ou jeté le cordon, l'ouvrier remet la bouteille achevée au porteur, jeune garçon de 10 à 14 ans, ou jeune fille de 14 à 25 ans, qui va la déposer dans le fourneau à recuire.

En résumé, on distingue trois temps ou trois opérations dans la fabrication d'une bouteille : 1° le *cueillage* du verre fondu au bout de la canne ; 2° l'allongement du cueillage, le *moulage* ou la *paraison* ; 3° le *soufflage* de la boule de verre à travers une même tige de fer creuse par le *gamin*, le *grand-garçon* et l'*ouvrier*.

Dans la gobeletterie de verre ou de cristal, la fabrication paraît tout d'abord assez différente ; toutefois, il faut ici encore cueiller, mouler et souffler le verre fondu.

Nous retrouvons toujours une canne que se repassent deux, trois ou quatre ouvriers, selon la nature des pièces qu'ils fabriquent. Le soufflage est en effet le principal temps du moulage des verres à boire de toutes formes, des flacons de toutes dimensions, des narguillés (on en fait beaucoup pour l'Orient à la Compagnie générale) et même des larges plateaux, dont la forme, comme pour les vitres, ne rappelle plus du tout l'ampoule de verre insufflée par laquelle on a commencé à les façonner.

Le moulage des vitres s'exécute aussi par le soufflage d'un seul ou de deux ouvriers à travers l'embouchure d'une même canne. Chez MM. Richarme frères et Boichot à Rive-de-Gier, ainsi que dans plusieurs autres usines du Midi, le manchon est cueillé et insufflé par un seul *ouvrier*. A la Compagnie générale, dans la plupart des verreries du Nord et en Angleterre, il y a un cueilleur appelé grand-garçon qui commence à souffler et à allonger la masse de verre ; puis l'*ouvrier* achève de mouler et de distendre le manchon en le faisant tourner et en l'insufflant plusieurs fois.

On sait que l'*étenderie* ou l'*aplanissement* du verre à vitre, inconnue des Romains, est une opération tout à fait séparée.

Quel que soit le genre de fabrication auquel se livre l'ouvrier souffleur, avec les nouveaux fours Siemens, les verriers à vitre comme les bouteillers sont divisés en plusieurs brigades qui se succèdent tour à tour sur une même place en se servant immédiatement des mêmes cannes.

Ainsi que l'a fort bien indiqué M. Emmanuel Hutter, directeur de la gobeletterie, à part les glaces coulées et les verres ordinaires moulés à la presse mécanique, tous les objets en verre sont façonnés à l'aide du soufflage.

ACCIDENTS OCCASIONNÉS PAR LE TRAVAIL DES VERRIERS.

Les accidents qui peuvent résulter de la fabrication du verre que je viens de décrire sont dus : 1° au *maniement de la canne ;* 2° à *l'éclat de la lumière ;* 3° à *l'intensité de la chaleur,* et 4° au *soufflage du verre.*

1° Le poids, la chaleur de la tige à cueiller et les nombreux mouvements de torsion que les verriers lui impriment pendant le moulage et le soufflage développent sur leurs mains plusieurs sortes de lésions tout à fait spéciales.

C'est d'abord une inflammation ou irritation légère de l'épiderme, puis des *ampoules* ou des *phlyctènes* presque constantes au début de chaque campagne. L'épiderme se tasse et se durcit bien vite, en même temps que la chaleur du tube à souffler le jaunit en le brûlant. Au bout d'un ou deux mois, on voit sur la paume de la main d'énormes couches de cellules épidermiques cornées et *calcinées ;* le verrier a ce qu'il appelle les mains *failes.*

Ces accumulations de callosités, *jaunies* par la chaleur et l'humidité de la canne, sont plus considérables sur l'éminence hypothénar, dans le premier espace interdigital, à l'extrémité inférieure de la main, et sur toutes les parties saillantes des doigts. Elles sont bien plus marquées sur la main gauche placée en avant vers l'extrémité de la canne la plus chaude et la plus rapprochée du verre cueilli.

Ces couches d'épiderme densifiées se fissurent fréquemment, amènent des crevasses profondes et très-douloureuses qui les obligent souvent à suspendre pendant plusieurs jours leur travail. Enfin, le maniement de la canne chaude est souvent la cause de petits abcès sous-cutanés, appelés par les ouvriers *cassures*, au voisinage d'une crevasse ou sous un durillon.

2° L'éclat de la lumière blanche qui rayonne à travers les ouvreaux fatigue les yeux des cueilleurs et des mouleurs, et amène parfois des troubles de la vision chez quelques jeunes grands-garçons. La cataracte s'observe beaucoup plus fréquemment chez les verriers que chez les forgeurs, elle est surtout plus précoce. J'en ai observé plusieurs cas de 25 à 40 ans. Toutefois, ces accidents seront moins nombreux à l'avenir, grâce à l'heureuse modification apportée à la formation du cordon des bouteilles. On ne le jette plus que rarement, en fixant à travers les flammes du four l'extrémité de la bouteille autour de laquelle l'*ouvrier* enroulait un filet de verre pour en former le bourrelet ou cordon. Si ce n'est pour les champenoises, et toutes les bouteilles dépassant un litre et demi, on obtient ce renflement circulaire en repoussant à l'aide des *fers anglais* le col de la bouteille réchauffée par la flamme du four.

3° Les accidents produits par l'intensité de la chaleur sont *locaux* et *généraux*. Les premiers sont des phlyctènes ou des brûlures légères sur le dos des mains, sur les avant-bras des cueilleurs et des deux autres employés qui sont tous plus ou moins fréquemment obligés de s'approcher de l'ouverture du four.

Les parties saillantes de la figure et particulièrement les pommettes subissent chez les jeunes *gamins* et chez quelques *ouvriers* une brûlure au premier degré qui se traduit sur chaque côté de la face par un érythème ou une marbrure caractéristique. Cette dernière lésion et celles provoquées par le maniement de la canne chaude donnent au verrier, ainsi que le dit très-justement M. Dechaux (de Montluçon), un port à lui, une figure *rôtie*, dite à côtelettes, et des mains *calcinées* qui peuvent le faire reconnaître longtemps après la cessation du travail.

C'est quand la température atmosphérique s'élève au-dessus de 20 degrés, que la chaleur intense qui s'échappe des ouvreaux entraîne des accidents *généraux* intéressants à étudier.

La plupart des ouvriers sont en proie à une transpiration très-abondante qui les oblige à boire des quantités énormes de liquide (15 à 30 litres par jour). Lorsque le vent du midi vient à souffler au milieu de l'été, beaucoup d'ouvriers accablés par la chaleur étouffante qui les environne sont forcés de quitter leur place avant la fin de la journée. Quand la suppression brusque de la transpiration rompt l'équilibre entre la quantité de liquide qui coule par les pores de la peau et celles qu'ils boivent, certains ouvriers sont rapidement pris de violents phénomènes d'indigestion avec des vomissements d'eau considérables. M. le docteur Charpy a observé, pendant son internat à l'Hôtel-Dieu de Lyon, un cas d'albuminurie passagère, chez un verrier de la Loire, habitué à boire ainsi de grandes quantités d'eau pendant son travail.

LÉSIONS PROVOQUÉES PAR LE SOUFFLAGE DU VERRE.

On peut les diviser : 1° en lésions *mécaniques ;* 2° en lésions *physiologiques ;* 3° en lésions de *contagion.*

1° Les **lésions mécaniques** sont occasionnées par la pression de l'embouchure de la canne sur les lèvres et les gencives. Le contact de cette lourde tige de fer, et les nombreux mouvements de rotation que le grand-garçon et l'*ouvrier* lui impriment pendant toute la durée du soufflage amènent fréquemment la desquamation de l'épithélium de la muqueuse, et souvent des fissures ou crevasses au milieu de la lèvre inférieure. C'est surtout après un chômage d'un ou de plusieurs mois, un *four mort* (arrêt de travail pour réparation du four) que ces accidents apparaissent avec le plus d'intensité. En effet, les ouvriers n'ont plus alors ce qu'ils appellent les *lèvres faites*, c'est-à-dire endurcies ou habituées à supporter le contact et la pression répétés de leur tube à souffler.

Aussi les excoriations et les gerçures des lèvres sont-elles fréquentes au commencement de chaque campagne. Certains ouvriers sont même parfois obligés de suspendre momentanément leur travail à cause de ces lésions. D'ailleurs, malgré l'habitude et un travail prolongé, beaucoup de verriers portent constamment, au milieu de la lèvre inférieure, une fissure plus ou moins profonde que le frottement réitéré de la canne entretient à l'état d'ulcération calleuse. C'est là une porte toujours ouverte à l'entrée de la moindre parcelle d'un virus contagieux. J'ai constaté l'année dernière à la Compagnie générale une infection par cette voie. Le chancre labial se développa au siége même d'une semblable fissure. Aussi quand je rencontre, en passant la visite, des excoriations sur les lèvres, j'ordonne aux ouvriers de les panser avec soin, et, avec un billet de l'usine, ils peuvent se faire visiter tant qu'ils ne sont pas complètement guéris.

La face postérieure et médiane de la lèvre inférieure et même de la lèvre supérieure, qui sont renversées en dehors et fortement appliquées sur le bout de la canne, présente, à la suite du soufflage, une rougeur et une saillie notable des papilles et des glandes salivaires disséminées. On voit dans certains cas une desquamation épithéliale qui va jusqu'à l'ulcération. Enfin les gencives peuvent également être érodées par le même mécanisme.

2° Lésions physiologiques.

PLAQUES-OPALINES PROFESSIONNELLES

La compression de l'air dans la bouche pendant le soufflage provoque sur toute la muqueuse de cette cavité une inflammation chronique qui se traduit particulièrement sur le fond de la gorge par une rougeur vineuse diffuse, et sur le bord libre ou dentaire des gencives par un liseré subinflammatoire. Ces dernières sont souvent turgescentes et ulcérées.

Mais les lésions les plus marquées et les plus constantes sur lesquelles mon attention a été de bonne heure attirée en examinant la bouche des souffleurs à chaque visite mensuelle, ce sont : deux *plaques opalines bilatérales et symétriques* que j'appellerai *professionnelles*, parce qu'elles ne s'observent que chez les verriers et particulièrement chez les *bouteillers*.

Elles existent plus ou moins prononcées chez presque tous ceux qui remplissent depuis plusieurs années le rôle de grand-garçon ou d'*ouvrier*. Elles sont constamment si-

tuées sur la paroi médiane et supérieure de la muqueuse
des joues, qui se laissent si facilement dilater en ce point,
chaque fois que nous voulons souffler à travers une embouchure plus ou moins étroite.

Chez les jeunes *grands-garçons* qui commencent depuis
peu à souffler régulièrement, on voit autour, et particulièrement au-dessus de l'ouverture du conduit de Sténon, des
arborisations vasculaires très-marquées ; la muqueuse reste
lisse avec une coloration un peu plus foncée pendant plusieurs mois, parfois même une ou deux années. Elle prend
ensuite une teinte blanche laiteuse ; son épiderme se ride,
se plisse et semble se détacher ; il se soulève, en effet,
comme un voile transparent, à travers lequel on distingue
la couleur rose de la muqueuse.

L'embouchure du canal salivaire ne tarde pas à se dilater,
ses bords deviennent rouges et turgescents, et ils font le
plus souvent saillie au centre de la plaque comme un vrai
mamelon. Chez tous les souffleurs de verre, l'ouverture buccale de la glande parotide est très-distincte et laisse couler
abondamment de la salive.

Les plaques opalines présentent une étendue variant de
la largeur d'une pièce de 50 centimes à celle d'une pièce de
5 francs. On les voit surtout parfaitement caractérisées
chez les *ouvriers* qui ont soufflé longtemps comme grands-
garçons, et qui achèvent de mouler par l'insufflation chaque
jour 6 à 800 bouteilles, depuis 10 à 20 ans. Ils soufflent plus
longtemps et avec plus de continuité que le grand-garçon ;
aussi, l'air comprimé produit-il plus vite sur leurs parois buccales toutes les altérations qui peuvent en être la conséquence.

Chez les anciens *ouvriers*, on trouve souvent de larges
plaques blanchâtres assez épaisses comme celles qui succè-

dent à une forte cautérisation au nitrate d'argent. Elles atteignent alors la largeur d'une pièce de 5 francs et s'étendent du repli supérieur au repli inférieur des gencives. Leur aspect est celui de deux larges fausses membranes ridées, plissées et boursoufflées qui se décollent souvent par lambeaux sur les bords. Les verriers expliquent eux-mêmes ces phénomènes, en disant que la peau de l'intérieur de leur bouche *pète*, se fendille et éclate sous l'influence du soufflage et qu'ils en enlèvent fréquemment des pellicules.

Au niveau de ces plaques professionnelles, on remarque presque toujours une légère dépression de la paroi interne des joues, une fossette, des plis dirigés de haut en bas, ou un seul sillon plus ou moins profond au milieu duquel on distingue constamment l'orifice rouge et tuméfié du conduit parotidien. Chez quelques vieux souffleurs, les joues n'offrent plus aucune résistance de dedans en dehors ; elles sont rompues, *cassées* (comme disent les verriers), et on voit de chaque côté deux fossettes dans lesquelles l'air s'accumule et semble faire hernie au dehors dès qu'il est soumis à un certain degré de compression.

Dans quelques cas rares, le sphincter du canal salivaire cède peu à peu sous l'influence de la pression de l'air qui pénètre dans sa cavité, et la dilate dans toute son étendue jusqu'à son origine au sortir de la glande parotide. Je passe tous les mois à la visite plusieurs *ouvriers* porteurs d'une semblable lésion à la joue droite. A chaque insufflation, on voit, au dehors, leur canal de Sténon se dessiner, irrégulièrement tuméfié, à travers le muscle masséter jusque vers le lobule de l'oreille droite, en formant au milieu de la joue comme une hernie ou une dilatation ampullaire du volume d'une noix à celui d'un gros œuf de poule. Chez un ancien verrier, l'air pénètre dans son conduit salivaire dès qu'il fait mouvoir ses joues en parlant. Les parois de ce canal ont été si souvent dilatées pendant sa longue carrière de souffleur, qu'elles ont perdu actuellement toute élasticité, à tel point qu'il faut qu'il presse avec la main pour faire disparaître la saillie formée par l'air enkysté dans son intérieur. Chez cet ouvrier, comme chez tous ceux que j'ai observés, cette lésion n'est pas douloureuse et n'entrave en rien le travail du soufflage.

Les plaques opalines, et surtout les dépressions creusées dans les joues, sont parfois, comme dans les cas précédents, beaucoup plus prononcées d'un seul côté de la bouche. On peut attribuer quelquefois l'asymétrie de ces lésions à l'habitude qu'ont certains ouvriers d'appliquer en soufflant l'embouchure de leur canne, non au milieu des lèvres, mais sur un côté plus ou moins près de l'une des commissures. Le plus souvent, on ne peut expliquer la prédominance de ces plaques d'un seul côté de la joue que par une faiblesse plus grande de la paroi la plus altérée, ou par une habitude assez fréquente d'accumuler, en soufflant, l'air comprimé d'un seul côté de la cavite buccale.

Diagnostic. — Quand ces plaques professionnelles sont peu développées et peu étendues, elles ressemblent parfaitement aux plaques muqueuses syphilitiques. Un peu plus larges que ces dernières, même quand elles sont récentes, elles en présentent tout à fait l'aspect gris bleuâtre et le plus souvent la forme circulaire.

On les distingue à leur symétrie bilatérale à peu près constante et à leur siége exclusif sur les parties latérales des joues, tout au pourtour du conduit de Sténon. Plus tard, les plaques *professionnelles* deviennent plus épaisses et plus blanches, sans qu'il y ait nulle part d'ulcération, tandis que les plaques spécifiques anciennes sont moins blanches, moins plissées et tendent bien vite à s'ulcérer sur une partie au moins de leur surface. Enfin, bien que les plaques *professionnelles* existent depuis longtemps, elles restent toujours localisées aux parties latérales des joues. Elles peuvent s'étendre du pli gingival supérieur, qu'elles atteignent souvent, au pli gingival inférieur; mais elles ne s'avancent jamais jusqu'aux commissures des lèvres, où se présentent, au contraire, de bonne heure, et le plus souvent, les plaques syphilitiques.

C'est ainsi qu'il y a six mois, en passant la visite sanitaire, je suspendis de son travail un souffleur atteint de plaques muqueuses situées en dedans des commissures, et s'irradiant des deux côtés jusqu'aux plaques professionnelles. Je le soignais depuis quinze jours, lorsque, impatient de reprendre son travail, il alla consulter un autre médecin, qui attribua les plaques des lèvres comme celles des joues au soufflage, et autorisa ce verrier à reprendre ses occupations. Quinze jours plus tard, cet ouvrier s'arrêta spontanément de souffler, de crainte de communiquer du mal à ses camarades, et il vint réclamer de nouveau mes soins. Les plaques muqueuses des commissures s'étaient ulcérées sous l'influence de la chaleur et du contact de la canne, et il en était survenu plusieurs autres tout autour des lèvres.

Si donc, dans la visite des verriers, on ne doit pas s'inquiéter des plaques opalines situées exclusivement des deux côtés de la muqueuse des joues, il faut se défier au contraire des irradiations qui se détachent de ces lésions professionnelles pour s'avancer jusqu'aux commissures labiales.

Les plaques des joues peuvent être à la fois *professionnelles* et syphilitiques; mais alors on rencontrera, le plus souvent, sur d'autres parties de la bouche des signes non douteux de la diathèse spécifique. On ne saurait les confondre avec les plaques opalines qu'on a observées chez les fumeurs, aux lèvres et parfois jusqu'aux commissures. Celles-ci sont rares et ne s'étendent jamais dans l'intérieur de la bouche, si ce n'est sur la muqueuse de la langue. J'ai interrogé les verriers soumis à la visite, et je n'ai trouvé aucune relation entre l'habitude plus ou moins invétérée de fumer et l'étendue ou l'épaisseur des plaques professionnelles. Les verriers ne peuvent que très-difficilement fumer pendant leur travail, qui se continue tous les dimanches et la plupart des grandes fêtes, car les fours à fusion ne s'éteignent jamais. Aussi la plupart des souffleurs fument peu, quelques cigares de temps en temps, et il n'y en a qu'un très-petit nombre qui soient de vrais fumeurs. Chez ceux-ci, j'ai constaté quelques petites plaques aux lèvres et sur les parois latérales de la pointe de la langue. Sur plus de 200 ouvriers ou grands-garçons, j'en ai trouvé 35 qui n'avaient jamais fumé et qui présentaient de belles plaques blanchâtres bien localisées sur la muqueuse des deux joues.

Pathogénie. — Pour bien se rendre compte de la formation de ces lésions professionnelles, il faut avoir une idée exacte de la pression à laquelle sont soumises les parois buccales pendant le soufflage du verre. Grâce à l'obligeance de l'ingénieur des usines Richarme, nous avons pu atteindre approximativement ce résultat. M. Bérard a imaginé de faire percer une canne vers le milieu de sa longueur, et de souder perpendiculairement à l'axe de cette dernière un petit tube en fer de quatre à cinq centimètres, auquel il a été facile d'adapter un long tube en caoutchouc correspondant avec un manomètre à air libre.

L'expiration ordinaire faisant monter le mercure de 6 à 10 millim. dans ce tube recourbé et ouvert, le souffle du grand-garçon, quand il a de la peine à percer le cueillage, fait monter la colonne mercurielle de 90 à 120 millimètres. M. Aimé Hutter, ingénieur-directeur de la Compagnie générale, est d'avis que, dans ce cas, le deuxième souffleur met en jeu toutes ses forces expiratrices pour arriver à percer la boule de verre trop refroidie. En effet, la pression maximum qu'on puisse atteindre, en soufflant directement dans un tube en caoutchouc adapté à un manomètre à air libre, varie entre 120 et 150 millimètres. On n'arrive même à une élévation semblable de pression que par un coup vigoureux et rapide d'insufflation ; et la colonne mercurielle redescend très-promptement à un niveau bien inférieur, elle ne fait en un mot que toucher ces points extrêmes.

Le *grand-garçon*, après avoir percé son cueillage, souffle plusieurs fois à une pression de 30 à 60 millimètres.

L'*ouvrier* fait monter le niveau du mercure de 30 à 70 millimètres pendant qu'il souffle, en faisant tourner la canne et la bouteille dans un moule fermé en fonte.

Pendant toute la durée de ce dernier temps d'insufflation, on voit le niveau du mercure varier entre ces deux points extrêmes, il ne redescend au-dessous que quand l'ouvrier décolle ses lèvres de la canne. Or, pour maintenir le niveau du mercure au-dessus de 30 millimètres pendant dix à quinze secondes, en soufflant directement dans le tube en caoutchouc, il faut soutenir un effort d'expiration assez pénible. Cette expérience prouve donc que les divers temps du soufflage d'une bouteille s'exécutent à un degré de pression assez élevé. Or, les verriers à bouteille soumettent *sept à huit cents fois par jour et pendant des années* leurs parois buccales à ces diverses pressions. Il me paraît donc naturel d'attribuer tout d'abord à cette cause les lésions et les dépressions des joues. En second lieu, on doit aussi en attribuer l'origine à l'imbibition constante de la muqueuse en ce point par l'hypersécrétion de la salive parotidienne.

Par suite de cette double irritation si souvent renouvelée, il se développe d'abord une vascularisation plus marquée à laquelle succède peu à peu une prolifération plus active des cellules de l'épithélium stratifié dont les couches macérées et tassées forment les *plaques opalines professionnelles.*

Pour comparer les effets du soufflage continu à travers la canne à ceux produits chez les joueurs d'instruments à vent assez pénibles, j'ai visité la bouche de quatre jeunes artistes. Deux ont soufflé depuis longtemps et pendant des journées entières à travers l'embouchure d'un cornet à pistons, et les deux autres ont servi comme *clairons* dans la cavalerie pendant quatre années. Or, malgré la difficulté du soufflage dans ces durs instruments, aucun d'eux n'a rien présenté qui ressemblât aux plaques naissantes des grands-garçons.

Ces accumulations de feuillets muqueux s'éliminent et disparaissent complètement pendant un *four mort* de deux ou trois mois chez les jeunes souffleurs. A la reprise du travail, ces derniers éprouvent, pendant les premières journées, des douleurs, des cuissons jusqu'à ce que les joues *soient faites.* Celles-ci se fissurent et saignent même quelquefois.

Chez les anciens *ouvriers,* on trouve, même après un très-long chômage, des traces indélébiles du soufflage. La muqueuse des joues reste violacée et moins souple qu'à l'état normal. Au toucher, on perçoit des cordons durs et résistants qui délimitent les anciens sillons. On voit aussi, plusieurs années après la cessation du travail de verrier, de légères dépressions qui ne disparaîtront jamais entièrement.

Il est évident que ces lésions *physiologiques* s'ajoutent aux lésions *mécaniques* pour favoriser le développement et la récidive des lésions secondaires bucco-pharyngiennes de la syphilis, et même pour ouvrir accidentellement une voie à l'inoculation de cette maladie virulente.

3° **Lésions de contagion.**

SYPHILIS DES VERRIERS

Pour bien comprendre la facilité de la transmission de la vérole entre les ouvriers souffleurs, il faut partir de ce fait d'observation que la bouche, l'arrière-gorge et particulièrement les lèvres sont les régions du corps humain où les accidents spécifiques contagieux et surtout les accidents secondaires se rencontrent le plus fréquemment, et où ils séjournent le plus longtemps. Je viens en outre de démontrer que par suite du travail du soufflage, la bouche était chez le verrier, plus que chez tout autre individu, prédisposée à ces lésions virulentes et à leurs récidives. J'ai vu ainsi plusieurs ouvriers qui, ayant contracté la syphilis depuis plusieurs années au régiment, et ne présentant à leur retour aucune lésion apparente, avaient recommencé leur métier de souffleurs. Quinze jours après, ils sont venus me montrer dans la bouche des ulcérations, qui ont reparu encore plusieurs fois à chaque reprise du soufflage.

En second lieu, il faut se rappeler que, depuis 1859, grâce aux travaux de l'école lyonnaise et de M. Rollet en particulier, on sait que les accidents secondaires de la syphilis sont contagieux directement et par les liquides qu'ils sécrètent, et qu'ils donnent naissance à un chancre infectant sur le point contaminé.

Or, pendant le moulage des bouteilles, l'embouchure de la canne passe successivement 75 à 85 fois par heure des lèvres du *gamin* à celles du *grand-garçon*, qui la remet toute humide à *l'ouvrier*. Avec le nouveau système de fours à fusion continue, six ou neuf employés se succèdent tour à tour, trois par trois, sur la même *place*, en se servant immédiatement du même jeu de cannes.

Pour compléter l'énumération des individus qui, par nécessité ou accidentellement, soufflent dans la même embouchure, il faut ajouter que le *porteur* des premières *places* est toujours obligé de souffler pour chasser la vapeur qui reste dans la tubulure de la canne, quand son *ouvrier*, ayant à mouler des bonbonnes de plus de 15 litres, s'est aidé de la vaporisation de l'eau pour en achever la dilatation. En outre, ce jeune aspirant à la profession de verrier essaye, comme le *gamin*, à chaque *fraîché* (moment de repos) de souffler une *paraison* pour apprendre à remplir le rôle de *grand-garçon*.

En second lieu, si toutes les cannes d'une casselle sont trop chaudes, le porteur, pour ne pas ralentir la fabrication, en prend une dans la casselle voisine et la donne à son gamin qui va, ainsi que ses deux autres collaborateurs, toucher des lèvres l'instrument d'une autre place. Enfin, il arrive assez souvent que les ouvriers d'un autre four ou d'une brigade au repos montent sur une *place* et soufflent quelques bouteilles pour s'amuser ou pour remplacer momentanément un camarade.

Il est même d'usage qu'un nouvel arrivant demande et obtienne, d'un ou de plusieurs de ses amis, de prendre leur place quelques instants pour se *faire* les mains et les lèvres. C'est ainsi qu'en 1863, à Faymoreau en Vendée, un souffleur qui revenait de Bordeaux infecta par ce moyen plusieurs de ses anciens camarades.

Si l'absence de l'un des souffleurs se prolonge plus longtemps, on a alors recours aux ouvriers de *relai* (grands-garçons ou gamins déjà assez habiles pour remplir provisoirement le rôle de second ou troisième souffleur). Ceux-ci, selon le nombre ou la durée des absences, se promènent d'une place à l'autre et même d'un four à l'autre en soufflant pendant une ou deux journées à plusieurs jeux de cannes.

Dans quelques usines de Rive-de-Gier, et particulièrement dans celles du centre de la France, à Chagny, Blanzy, Épinac, etc., on emploie le système des *places tournantes* ou mobiles, pour ne pas interrompre le moulage, même pendant que les ouvriers prennent leurs repas. Un ouvrier et ses trois aides remplacent successivement pendant 20 ou 30 minutes chacune des séries momentanément absentes.

Chaque usine a toujours à sa disposition un certain nombre d'ouvriers de *relai*. Mais, surtout pendant les grandes chaleurs de l'été, les manquants dépassent parfois le nombre des suppléants; on est alors obligé de recourir promptement aux souffleurs inoccupés des autres usines, car le verre arrivé à son point de fusion demande à être travaillé immédiatement.

Ainsi donc, non-seulement les ouvriers d'une même place, d'un même four ou d'une même usine peuvent souffler à travers la même canne, mais des ouvriers de diverses verreries peuvent être appelés à coller leurs lèvres sur une même embouchure. J'ai insisté sur ce mode de suppléance, particulier à l'industrie verrière, parce qu'il a été plusieurs fois une cause d'infection à Rive-de-Gier et à Montluçon.

Outre ce contact incessant par leur instrument de travail, les verriers d'une même place, et même d'une place voisine, portent à leur bouche, pour se désaltérer, trente à cinquante fois par jour, le col d'une même bouteille, le bord d'un gobelet ou d'un *burin* (bouteille coupée au tiers supérieur) rempli d'eau pure ou d'eau alcoolisée.

Ainsi, dans cet accouplement, dans ce mariage du travail, il y a pour tous les verriers une communication muqueuse constante, qui les expose entre eux, à chaque instant, à tous les dangers de la contagion buccale.

En effet, que l'un des souffleurs contracte un chancre induré à la verge, si la plaie reste limitée, il ne se fera soigner le plus souvent que par un pharmacien ou un empirique, comme nous le voyons fréquemment dans nos villes industrielles. Ce verrier restera donc dans l'ignorance complète du danger qu'il pourra faire courir à ses collègues dès qu'apparaîtront les accidents secondaires buccaux, c'est-à-dire six semaines ou deux mois après le début de son bouton primitif. Il continuera de souffler à l'embouchure de la canne, tout en ayant des plaques muqueuses dans la bouche. Son camarade prenant aussitôt après lui le tube à souffler, y recueillera le virus *tout chaud*; et pour peu que ses lèvres soient légèrement excoriées ou fissurées, comme il arrive si souvent, ce sera tout à fait comme la vaccination de bras à bras par la lancette; il n'y aura pas une seconde de perdue pour la prompte transmission du virus. La condition de température s'unit encore ici à celles de chaleur, de contact prolongé, de forte pression pour assurer la facile propagation du mal d'un individu à un autre.

Si c'est le gamin qui a contracté la syphilis par les voies naturelles, la contagion atteindra d'abord le grand-garçon qui pourra ensuite la transmettre à son *ouvrier*. On m'objectera peut-être qu'aujourd'hui le gamin n'a plus besoin de souffler, parce qu'en cueillant dans les fours à bassin le verre ne remonte pas dans la tubulure de la canne comme il arrivait pendant le cueillage dans les pots ou creusets. Il est vrai que le gamin pourrait le plus souvent se contenter de cueiller; mais il faut se rappeler qu'il est obligé de souffler si la canne est trop refroidie, qu'à chaque *fraîche* il s'essaie à souffler une *paraison*, que souvent il souffle sans qu'il y en ait aucun besoin, et qu'il faut la plus grande surveillance du magasinier pour l'empêcher de faire des *embrouillettes* en soufflant à tort et à travers. Enfin, le gamin souffle toujours quand on fait des champenoises ou de fortes bouteilles, parce qu'il puise plus profondément dans le bassin pour cueillir une plus grande quantité de verre qui remonte alors dans la tubulure de la canne. En résumé, le *gamin* est le plus habituellement un souffleur.

Si c'est l'ouvrier qui porte dans la bouche une lésion syphilitique, il peut également transmettre son mal aux autres souffleurs, bien qu'il soit le dernier à se servir de la canne ; car l'embouchure peut être encore humide quand le porteur la remet, quelques minutes plus tard, au gamin. Toutefois, le contact est bien moins direct, et par conséquent beaucoup moins dangereux.

Mais celui des trois souffleurs que son âge (14 à 25 ans) et ses habitudes exposent le plus à contracter la syphilis en dehors de l'usine, c'est sans contredit le *grand-garçon*. Or, c'est malheureusement lui qui est le mieux placé pour répandre la contagion. En effet, il souffle à plusieurs reprises à l'embouchure de la canne qu'il repasse toute *chaude* et toute *humide* à l'*ouvrier*. C'est donc entre le deuxième et le troisième souffleur que les chances d'infection sont le plus à craindre. Les faits ont malheureusement confirmé ces fâcheuses prévisions. Si j'ajoute que c'est presque toujours parmi les grands-garçons qu'on choisit les ouvriers de relai qui vont se promener de place en place, j'aurai raison de dire : que de leur état sanitaire dépend presque celui de toute une usine de verrerie.

Après avoir relaté toutes les circonstances qui peuvent faire naître la contagion, je puis ajouter avec M. Rollet que « si la canne, qui établit entre les verriers des rapports médiats si intimes, rendus encore plus dangereux par les excoriations qu'elle produit sur la muqueuse buccale, fait, chez eux, de la bouche un organe passif des plus exposés à la contagion syphilitique, l'usage habituel de cet instrument, en les prédisposant tout particulièrement aux lésions bucco-pharyngiennes consécutives, fait aussi chez eux de la bouche un organe actif des plus dangereux de cette même contagion ».

Historique et clinique de la syphilis des verriers.

Depuis longtemps on avait remarqué que les maladies vénériennes étaient beaucoup plus fréquentes chez les verriers que chez les mineurs ou les forgeurs. On avait également observé que les ouvriers souffleurs offraient seuls cette singulière prédominance, et que souvent la maladie spécifique débutait chez eux par une lésion primitive de la bouche. Toutefois, on continuait à en attribuer l'origine exclusivement au libertinage, lorsqu'en 1858, Jean Jailly, deuxième souffleur dans une verrerie de Rive-de-Gier, vint à l'Antiquaille, dans le service de M. Rollet, pour s'y faire soigner d'un chancre induré à la lèvre inférieure. Après l'avoir examiné et interrogé longuement, le savant syphilographe supposa que cet ouvrier avait dû être infecté dans l'exercice de sa profession. Il résulta, en effet, d'une enquête minutieuse que l'auteur de la contagion était Antoine B..., gamin ou premier souffleur qui, à la suite d'un chancre primitif des parties génitales, avait eu des lésions consécutives à la bouche. On apprit, en outre, que Fleury G..., *ouvrier* sur la même *place*, avait contracté le même mal en soufflant immédiatement après son grand-garçon, Jean Jailly. Cet *ouvrier* avait ensuite communiqué la syphilis à sa femme.

Telle fut la première observation authentique de vérole transmise par l'intermédiaire de la canne; elle fut le point de départ de toute la série des faits ultérieurement constatés. En effet, au mois de mars 1859, M. Rollet la publia dans les *Archives de médecine*, et s'en servit pour démontrer que les accidents secondaires étaient contagieux et donnaient lieu à un chancre infectant.

C'est, en effet, aux expérimentateurs lyonnais, et particulièrement à M. Rollet, que revient l'honneur d'avoir élucidé et décrit, d'une manière exacte, le mode de transmission et les phénomènes successifs d'évolution de ces accidents, et d'avoir établi leur existence chez les ouvriers exerçant certaines professions, et notamment chez les souffleurs de verre.

Dans un mémoire très-complet sur la prophylaxie de la syphilis des verriers que M. Viennois lut, en 1863, au congrès médico-chirurgical de Rouen, on trouve encore les faits suivants :

Observation du docteur Hervier (de Rive-de-Gier) : chancre à la lèvre inférieure, transmis à un ouvrier de l'usine Lanoir par son grand-garçon.

Observation de M. Bazin, à l'hôpital Saint-Louis : deux chancres à la lèvre chez deux jeunes souffleurs de verre.

Observation du docteur Lagrange père (de Chalon-sur-Saône) : chancre à la lèvre inférieure chez un souffleur qui infecta sa femme. Le docteur Lagrange fils, auquel je demandai des renseignements sur l'état sanitaire des verriers de Chalon, m'a répondu que son père avait observé récemment plusieurs cas de syphilis transmise par la canne. « Il a vu, me dit-il, une famille entière infectée par un souffleur. »

Première épidémie. — En 1862, dans l'usine Lanoir, de

Rive-de-Gier, un grand-garçon de relai, Philippe, fut l'auteur d'une série de contagions qui n'atteignirent pas moins de vingt sujets. Porteur de plaques muqueuses aux lèvres, il commença par communiquer le virus à trois ouvriers et à un grand-garçon qu'il servit successivement.

Trois de ces sujets contaminés, ne se doutant pas de la nature de leur mal, continuèrent de travailler et ne tardèrent pas à devenir le point de départ de nouveaux foyers d'infection. Il y eut environ vingt victimes, parmi lesquelles plusieurs pères de famille qui transmirent la syphilis à leurs femmes et à leurs enfants.

Deuxième épidémie. — En 1863, une petite épidémie semblable se produisit à Faymoreau, en Vendée. Plusieurs verriers furent infectés par un ancien *ouvrier* de cette usine, auquel ils permirent de souffler à plusieurs jeux de cannes la veille du jour où il devait reprendre régulièrement le travail. La plupart des victimes furent traitées à Niort; une seule vint à l'Antiquaille. C'était un jeune ouvrier de 27 ans, natif de Givors, qui fut guéri de son chancre à la lèvre inférieure par un traitement chirurgical un peu trop *radical*. Parti pendant la période de l'incubation, il s'en fut dans le Nord, où la lésion primitive apparut. Le médecin auquel il s'adressa diagnostiqua un cancroïde; et il lui enleva par une incision en V toute la portion de la lèvre dans laquelle se trouvait circonscrite l'ulcération. Cette dernière fut radicalement guérie par cette opération. Mais la syphilis constitutionnelle n'en suivit pas moins son cours. En effet, un mois et demi après l'ablation de l'accident primitif, ce malheureux ouvrier entrait à l'Antiquaille notoirement atteint de lésions secondaires.

Au congrès médical international de Paris, 1867, dans son mémoire si complet sur la prophylaxie des maladies vénériennes, M. Rollet inséra un article très-important sur la syphilis des verriers. Après avoir résumé la première observation qui lui fit découvrir, ainsi que je l'ai établi plus haut, ce champ inexploré de la pathologie spéciale et professionnelle, M. Rollet ajoute :

« Depuis cette époque, 1858, nous n'avons pas cessé d'avoir à Lyon des ouvriers des départements du Rhône et de la Loire. Chaque année, il n'en vient pas moins d'une dizaine à l'Antiquaille, soit dans les salles, soit à la consultation gratuite. Encore aujourd'hui, deux de ces malades sont en cours de traitement dans le service de M. Gailleton. Mais les verriers infectés sachant qu'ils deviendront un objet de défiance pour leurs camarades, même après leur guérison, sont très-portés à dissimuler leur maladie, et ils ne se décident à entrer à l'hôpital qu'à la dernière extrémité. Beaucoup d'entre eux viennent à Lyon se faire traiter aux consultations de la ville, et encore n'est-ce là que la plus petite partie des infections, car la plupart des malades ne se déplacent pas et se font soigner par les médecins de leur localité. M. le docteur Gamet (de Givors) en a traité quatre la semaine dernière (fin juin 1867). »

J'ai appris de cet ancien collègue de l'internat de Lyon que l'une de ces quatre victimes était morte, quelques années après, des suites de sa syphilis, et qu'une autre avait communiqué la maladie à sa femme, qui donna plus tard le jour à un enfant syphilitique. Celui-ci, malgré les conseils de M. Gamet, fut confié à une nourrice qu'il infecta et qui réclama et obtint du tribunal de Saint-Étienne 1,500 francs de dommages et intérêts.

Troisième épidémie de Montluçon. — Le 20 mai 1867, la Société impériale de médecine de Lyon reçut de M. le docteur Dechaux la relation d'une épidémie de syphilis à la verrerie de Montluçon, dont les suites graves se prolongèrent pendant plusieurs années et furent l'objet de communications ultérieures du même praticien.

Le porteur du contage recélait le virus dans les fosses nasales, il avait infecté déjà plusieurs collègues à Chagny, à Blanzy, à Meaux et à Chalon. Il fut embauché comme ouvrier de relai ; c'est en soufflant et en préparant la bouteille tantôt pour l'un, tantôt pour l'autre qu'il sema le germe de l'épidémie. Au bout de la première semaine, quatre ouvriers furent pris, quatre autres la semaine suivante par la chaîne qui s'établit entre eux, et plusieurs autres un peu plus tard par l'empressement prématuré des premiers atteints à recommencer leur travail.

En résumé, douze à quinze hommes furent atteints, cinq à six femmes, plusieurs enfants, quatre nouveau-nés et trois ou quatre fœtus, soit *plus de trente victimes*.

Cependant, le mal reconnu à son origine fut limité à un seul four comprenant vingt souffleurs ; les quatre autres fours de la même usine furent absolument préservés. « Deux hommes sont morts, nous dit M. Dechaux en 1869, trois femmes restent profondément cachectisées, une en danger de mort (elle succomba le 25 juin 1870) ; deux ont mis au monde quatre enfants qui sont morts de 1867 à 1869, quelques jours ou quelques semaines après leur naissance couverts d'ulcérations. Deux autres femmes des ouvriers infectés ont eu trois fausses couches. Les ouvriers ont été plus ou moins ravagés par le fléau, mis longtemps hors de travail, réduits à la gêne eux et leurs familles. »

Cette épidémie, qui commença en 1866, sévit toute l'année 1867, récidiva en 1868, et elle n'était pas encore assouvie le 25 juin 1869. M. Dechaux m'a écrit le 30 octobre 1879 : « Notre épidémie de syphilis à la verrerie de Montluçon a été une telle leçon, si *grave* et si *longue*, que depuis il ne s'est plus présenté de nouveaux cas. »

Ces citations n'ont pas besoin de commentaires ; elles nous montrent assez les nombreux et graves accidents qui peuvent atteindre les ouvriers souffleurs de verre les plus honnêtes, ainsi que leurs familles, quand ils ne sont protégés par aucune précaution hygiénique. A la verrerie de Lamothe, où était allé travailler l'auteur de cette épidémie de syphilis, il fit encore plusieurs victimes.

Dans la *Gazette médicale* de Lyon du 10 novembre 1867, M. Diday nous retrace les malheurs d'un verrier contagionné par son camarade. Pendant quatre mois, il fut hors d'état de gagner son pain et celui de sa famille, et il transmit la syphilis à sa femme.

En parcourant la statistique des maladies vénériennes qu'il a eu à soigner à l'Antiquaille pendant son majorat de 1870 à 1876, M. Dron a trouvé en moyenne, chaque année, huit à dix chancres des lèvres, pour la plupart consécutifs à la contagion par le soufflage du verre.

En 1872, j'ai observé deux cas de contagion chez deux *ouvriers* de l'usine Richarme frères. Tous deux présentèrent un chancre à la lèvre inférieure et furent infectés directement par leurs grands-garçons, que je trouvai porteurs de plaques muqueuses aux lèvres et dans la bouche. Après la guérison des accidents primitifs et secondaires, l'un de ces malheureux souffleurs quitta Rive-de-Gier et s'en alla dans le Nord, où il a pu continuer régulièrement sa profession. Il s'est marié depuis, mais sa femme a eu successivement trois fausses couches dont la dernière à sept mois, il y a un an. Revenu dans sa famille pendant un *four mort*, je lui ai fait suivre, ainsi qu'à sa femme, pendant plusieurs mois, un traitement à l'iodure de potassium ; et cette dernière a pu récemment accoucher à terme d'une belle enfant qui portait encore un érythème à la face comme trace de l'infection dont son père a été victime il y a huit ans. — Le second sujet atteint, l'un des meilleurs *ouvriers* de l'usine, fut pris, quatre mois après la contagion buccale, de symptômes très-graves de syphilis cérébrale. Il venait de reprendre son travail, après quatre mois d'interruption et la disparition de toutes les manifestations muqueuses et cutanées, quand il commença par éprouver des étourdissements et de la pesauteur de tête. Le lendemain, à son réveil, il s'aperçut qu'il avait de la peine à parler et à se servir de son bras et de sa jambe du côté droit. Appelé immédiatement, je constatai de la paralysie de la face et de la langue du même côté, et de l'aphasie. Ces symptômes s'aggravèrent pendant quelques jours ; il y eut du coma, et la paralysie des membres devint plus complète. Toutefois, sous l'influence de l'application d'une pastille de potasse à la nuque et d'un traitement hydrargyrique et ioduré énergique, je pus enrayer la marche de ces graves accidents qui persistèrent pendant plus de cinq mois. Enfin la paralysie et l'aphasie disparurent complètement, et six mois après le début des complications cérébrales, dix mois après l'infection, cet ouvrier put reprendre son travail. Plusieurs fois pendant la première année, il a dû le suspendre pendant quelques jours, soit à cause de son état de faiblesse ou de l'apparition d'éruptions cutanées et d'ulcérations dans la bouche. Grâce à un régime et à un traitement tonique, et par intervalles à quelques doses d'iodure de potassium, il a toujours, depuis six ans, continué de souffler des bouteilles, particulièrement des dames-jeannes et des bonbonnes de 50 à 100 litres. Sa femme a eu deux enfants porteurs de lésions syphilitiques.

Aussitôt après la constatation de ces deux seuls cas de

contagion survenus dans ses usines, M. Pétrus Richarme, directeur, s'est empressé de faire pratiquer régulièrement, tous les mois, la visite sanitaire de tous ses ouvriers souffleurs. Grâce à cette sage mesure de prophylaxie, à laquelle M. Richarme s'est toujours très-vivement intéressé, aucun cas nouveau ne s'est présenté dans ses verreries.

En 1875, j'ai observé un autre cas de transmission de la syphilis par la bouche chez un *ouvrier* de l'usine Lanoir, dont le grand-garçon était porteur de plaques muqueuses aux lèvres et aux commissures.

Le docteur Gromier a constaté également en 1875 trois cas de contagion dans une verrerie de Givors. M. Diday vint à Givors et examina ces trois malades.

En 1879, j'ai soigné un chancre au milieu de la lèvre inférieure chez un ouvrier allemand de la Compagnie générale. L'inoculation avait eu lieu sur le siége d'une ancienne fissure médiane. L'induration était profonde, la lèvre œdématiée, l'ulcère très-large et un engorgement ganglionnaire assez prononcé. Cet accident primitif mit assez longtemps à guérir ; cependant, deux mois et demi après la contagion, et après la disparition des premiers accidents secondaires, cet ouvrier fut autorisé à reprendre son travail sans se soumettre ultérieurement à un contrôle médical régulier. Aussi, quelque temps après, on s'aperçut que trois nouveaux souffleurs du même four avaient été infectés, dont deux auraient communiqué la maladie à leurs femmes.

Sur la demande du directeur de la Compagnie générale des verreries, M. Pétrus Hutter, j'ai visité, peu de temps après la première contagion, tous les ouvriers souffleurs du même four ; et, malgré des recherches minutieuses, je n'ai pu retrouver le porteur du contage. L'ouvrier allemand, marié et père de famille, avait probablement été infecté par un grand-garçon de relai qui ne travaillait plus dans ce même four au moment de la visite, ou par un camarade d'un autre four qui était venu, comme il arrive souvent pendant le temps de repos, souffler quelques bouteilles sur sa place.

Prophylaxie de la syphilis des verriers.

Cette longue énumération des accidents de contagion professionnelle observés et relatés depuis environ 20 ans nous prouve que les Spécialistes lyonnais ont eu raison de s'émouvoir, de bonne heure, des dangers que le soufflage du verre faisait courir aux ouvriers et à leurs familles.

A la suite de l'épidémie de syphilis survenue en 1862, à l'usine Lanoir, tous les souffleurs des diverses verreries de Rive-de-Gier, guidés par M. Diday, prirent l'initiative d'adresser collectivement à M. Petin, maire de Rive-de-Gier, une pétition, qu'on peut lire dans le n° 22 de la *Gazette médicale de Lyon*, année 1862, et par laquelle ils sollicitaient, comme un bienfait, comme une garantie indispensable pour prévenir le retour et l'extension des malheurs qui venaient de les frapper : « *de faire visiter tous les quinze jours par un médecin les ouvriers qui sont occupés à la fabrication du verre à bouteille, et d'obliger les chefs d'atelier à refuser d'admettre ceux qui ne seraient pas porteurs d'un certificat de santé délivré par le médecin commis à cet effet.* »

La philanthropique sollicitude de l'honorable magistrat, nous dit M. Diday, ne resta ni insensible, ni inactive ; et de promptes mesures dues à son initiative vinrent montrer qu'il avait compris, avec toute la gravité du mal, toute l'urgence du secours. Presque immédiatement après avoir reçu la pétition des ouvriers, M. Petin écrivit à tous les maîtres de verreries une lettre dans laquelle il déclarait : que l'Ad-

ministration, instruite du grand nombre de maladies vénériennes répandues parmi les souffleurs de verre, ne pouvait rester indifférente, et les priait, pour mettre un terme
à ce fléau, de faire commencer le plus promptement possible
la *visite médicale bi-mensuelle.*

Dans le n° 23 de la *Gazette de Lyon,* après avoir rendu
hommage au zèle éclairé de M. Petin et transcrit sa lettre,
M. Diday nous apprend que la plupart des chefs d'industrie
de Rive-de-Gier se sont empressés de faire procéder à l'ins-
pection sanitaire de leurs ouvriers.

Ainsi donc, la visite périodique a été la *première mesure
de prophylaxie demandée* par les ouvriers, *conseillée* par
l'Administration, et *employée* par les patrons contre la propagation de la syphilis des verriers.

On continua de la mettre en pratique assez régulièrement, pendant quelques mois, dans la plupart des usines. Puis le zèle de quelques ouvriers se ralentit. Ceux
mêmes qui avaient le plus d'intérêt à préserver leur santé
et celle de leur famille de tout contact virulent, ceux qui
avaient le plus de chance de subir la contagion, les troisièmes
souffleurs furent les premiers à critiquer ce mode de contrôle et à s'en affranchir. En effet, beaucoup de ces *ouvriers,*
mariés et pères de famille, qui les premiers s'étaient justement effrayés de l'extension de l'épidémie de syphilis, et
avaient spontanément demandé la visite médicale, ne tardèrent pas à la trouver pour eux inutile et vexatoire. Plusieurs ne voulurent plus s'y rendre, prétextant qu'ils n'en
n'avaient personnellement pas besoin.

Ils ne comprirent point que s'ils ne continuaient pas à
donner l'exemple de la discipline à leurs *grands-garçons* et à
leurs *gamins,* ces derniers ne voudraient plus se soumettre
seuls au contrôle périodique du médecin.

Ces quelques défaillances furent bientôt encouragées par un savant médecin de Lyon, le docteur Chassagny, qui publia le 30 novembre 1862 un long réquisitoire contre les visites sanitaires. Il fit tous ses efforts pour démontrer que cette mesure de prophylaxie était : 1° *incomplète ;* 2° qu'elle avait quelque chose de vexatoire, et qu'elle portait atteinte à la liberté de l'homme ; 3° qu'elle pouvait faire naître des difficultés, des conflits et même des dangers sérieux.

Pour remplacer la visite qu'il critiquait, M. Chassagny proposa un autre moyen qui lui paraissait répondre à toutes les objections et parer à toutes les éventualités. « Ce moyen, nous dit-il, est tellement simple, que l'on comprend difficilement qu'il ne se soit pas présenté plus tôt à la pensée, et que depuis longtemps, avant même qu'on ait songé à la contagion des accidents syphilitiques, il ne se soit pas trouvé un ouvrier qui en ait pris l'initiative, non-seulement au point de vue de l'hygiène, mais même au point de vue de la propreté. »

Ainsi parlait l'imagination féconde de notre ingénieux confrère, dont l'invention devait pourtant laisser si loin le résultat pratique qu'il croyait avoir atteint.

Ce moyen si simple à concevoir, et si difficile à appliquer, consistait à placer, entre la canne à souffler et la bouche de l'ouvrier, un intermédiaire : à faire ce que font chaque jour les instrumentistes qui prêtent leur instrument et gardent leur embouchure. Chaque souffleur devait avoir une espèce d'embouchure en forme de clochette, dans laquelle la canne devait entrer par un mouvement aussi prompt que la pensée.

Le 27 septembre 1863, MM. Chassagny, Viennois et Nodet se transportèrent à Rive-de-Gier, dans les usines de la Compagnie générale et de MM. Richarmes frères, où ils firent essayer l'*embout* préservateur par plusieurs *ouvriers.*

Apres quelques tâtonnements, les plus habiles parvinrent à s'en servir assez facilement pour souffler et mouler, avec cette embouchure, le même nombre de bouteilles que leurs camarades.

C'est sous l'impression favorable de l'essai de cet instrument pendant quelques heures seulement, par les *premiers* souffleurs de chaque verrerie, que M. Viennois rédigea le mémoire qu'il lut quelques jours plus tard au Congrès de Rouen, dans lequel il le décrivit très-longuement avec planche à l'appui et le proposa comme le vrai moyen prophylactique contre la syphilis des verriers. M. le docteur Gamet, qui a assisté dans les usines de Givors à un essai de l'embout devant M. Chassagny et plusieurs autres médecins, m'a raconté avec quel empressement les ouvriers, qui avaient paru l'accepter avec le plus d'enthousiasme, le mettaient dans leur poche et cessaient de s'en servir, dès que la Commission médicale était partie. J'ai vu moi-même d'excellents ouvriers qui avaient essayé l'embout devant M. Chassagny et avaient réussi à faire momentanément une bouteille par minute; or, tous m'ont déclaré que ce moyen de préservation n'était pas pratique, et qu'ils n'avaient pas tardé à l'abandonner malgré leur vif désir d'échapper aux conséquences de la contagion.

Du reste, pour se rendre compte de la difficulté d'employer constamment l'embout Chassagny, il suffit d'assister devant un four en activité à la fabrication de quelques bouteilles. Les verriers impriment à la canne des mouvements si variés dans tous les sens, ils soufflent si souvent et pendant un si court intervalle, ils exécutent enfin leur travail avec une si grande rapidité, qu'on s'explique parfaitement les entraves que doit apporter aux divers temps du moulage l'adaptation de l'embouchure préservatrice. En outre, les ouvriers qui s'en sont servis prétendent que l'insufflation était plus pénible qu'avec la canne seule, soit parce qu'ils ne pouvaient pas étreindre avec les lèvres aussi facilement l'extrémité de l'embout, soit parce que celui-ci ne s'adaptait pas toujours parfaitement à l'extrémité de la canne, et que, malgré le coussinet en caoutchouc, il laissait souvent perdre une partie de l'air insufflé.

M. Déchaux termine ainsi la relation de l'épidémie de Montluçon : « Je ne soulève, que pour la résoudre négativement, la mesure prophylactique qui a été proposée *théoriquement*, des *embouts*. A l'occasion de cette contagion si désastreuse, je n'ai pas manqué de les proposer de nouveau ; mais les ouvriers et les patrons les ont encore rejetés et déclarés *impossibles*, tant il faut de précision et de promptitude dans le soufflage de la bouteille. »

Quoi qu'il en soit, l'invention à la fois si simple et si ingénieuse du docteur Chassagny n'a eu aucun résultat pratique. Tous les ouvriers auxquels on avait distribué des *embouts* n'ont pas tardé à ne plus jamais s'en servir ; c'est à peine si j'ai pu en retrouver un ou deux, chez quelques verriers *conservateurs*.

Toutefois, M. Chassagny et ses partisans soutinrent son invention longtemps encore ; et, alors qu'elle était pour ainsi dire oubliée des verriers, ils continuaient de la proposer dans les journaux de médecine et dans les discussions des sociétés savantes, comme le moyen le plus propre de prévenir la syphilis des souffleurs de verre.

Cependant, M. Diday ne cessa de préconiser les visites périodiques, de les encourager directement, soit auprès des ouvriers, soit auprès des chefs d'usines. Malgré son zèle philanthropique et sa grande autorité, c'est à peine si dans quelques verreries de notre ville elles furent continuées

plus ou moins régulièrement pendant toute l'année 1863.
Ainsi, dans la *Gazette médicale* du 1er juillet 1864 (Compte-
rendu de la Société impériale de médecine), MM. Rollet et
Diday déplorent que les mesures prophylactiques contre la
syphilis des verriers soient aussi mal suivies : « L'instrument
de M. Chassagny ne s'emploie pas même dans les fabriques
où il espérait en avoir introduit l'usage, et les visites ne se
font plus. » M. Diday réitère les mêmes doléances au Congrès médical de 1864, où il nous montre les verriers de Rive-
de-Gier *littéralement décimés* par la vérole professionnelle,
refusant l'emploi de l'ingénieux et commode embout préser-
servatif.

Le 28 juin 1865, le Conseil d'hygiène publique et de salubrité du département du Rhône fut saisi de cette question.
Un rapport fait au Conseil, au nom d'une commission composée de MM. Arthaud, Rollet et Tavernier, indiquait les
mesures à prendre pour prévenir la transmission de la syphilis dans les verreries. La Commission était d'avis qu'il y avait
lieu de soumettre à une visite périodique tous les ouvriers
souffleurs. Elle pensait que l'adoption dans les usines de
l'embout Chassagny pourrait rendre des services. On proposa, en outre, d'avertir les ouvriers verriers du danger auquel les exposait leur profession, au moyen d'une affiche
qui devait rester en permanence dans les verreries. Celle-ci
devait indiquer les principaux symptômes de la maladie syphilitique et les signes auxquels on pourrait les reconnaître,
principalement quand elle se manifeste par des lésions buccales. Une *instruction* fut même rédigée par la Commission
et envoyée à la préfecture, qui devait l'adresser sous forme de
circulaire à tous les maîtres de verreries du département. L'administration négligea de mettre à exécution les sages avis for-
mulés dans le rapport de la Commission du Conseil d'hygiène.

Dans la séance de la Société impériale de médecine du 1er juillet 1867, M. Diday proposa de porter à la connaissance de M. le sénateur les faits nombreux de syphilis communiqués entre ouvriers verriers, et d'appeler l'attention de ce magistrat sur l'urgence des mesures à prendre contre l'extension de cette endémie, devant laquelle la routine des ouvriers et l'incurie des industriels restent impassibles, malgré les appels réitérés et les offres de secours émanés de plusieurs membres de cette Compagnie. (MM. Diday, Rollet et Gailleton s'étaient offerts à venir gratuitement à Rive-de-Gier passer la visite sanitaire des souffleurs de verre.)

Après une longue discussion, à laquelle prirent part MM. Glénard, Foltz, Diday, Gubian fils, Ollier, Rollet, Arthaud et Chassagny, l'urgence de la proposition de M. Diday fut votée, et on laissa au bureau la rédaction de la lettre à M. le sénateur sur l'hygiène des verriers. Cette dernière et philanthropique intervention de la Société de médecine, secondée par l'administration et le Conseil d'hygiène publique, n'amena aucune amélioration dans la sécurité du travail des verriers. Partout les visites sanitaires ne furent plus pratiquées qu'accidentellement, à de longs intervalles, quand une brigade d'ouvriers se plaignait d'avoir quelques-uns de ses membres atteints de syphilis.

Cependant, à mon arrivée à Rive-de-Gier, en 1871, M. le docteur Humbert passait de temps en temps la visite dans les verreries Lanoir, qui avaient été si cruellement éprouvées par l'épidémie de 1858 à 1863.

VISITE PÉRIODIQUE MENSUELLE DANS LES USINES RICHARME.

Tel était l'état précaire de l'hygiène dans les verreries du Rhône et de la Loire, quand, au commencement de l'année

1872, survinrent les deux cas de contagion que j'ai relatés plus haut dans les usines Richarme frères. Il n'en fallut pas davantage pour que M. Pétrus Richarme, directeur, ordonnât spontanément la visite régulière et mensuelle de tous ses ouvriers souffleurs. Grâce à cette intelligente et ferme initiative, les difficultés du début, inhérentes à l'installation d'une semblable mesure, se sont bien vite dissipées.

Aux premières visites, un certain nombre d'ouvriers ne jugèrent point à propos de se déranger : les jeunes *grands-garçons* et *gamins*, parce qu'ils n'en comprenaient pas l'importance ; les *ouvriers* mariés et pères de famille, parce qu'ils la considéraient comme inutile pour eux. Mais quand ces ouvriers récalcitrants se sont vus obligés, pour continuer leur travail, de présenter un certificat signé du médecin, ils ont préféré venir régulièrement à la visite générale.

Celle-ci a lieu tous les mois, dans un local spécial, très-près des fours. La veille, on affiche la visite pour le lendemain en face de chaque four ; le contre-maître prévient les magasiniers, qui avertissent directement la plupart des ouvriers.

L'usine marchant à trois brigades en vingt-quatre heures, je visite, le matin à huit heures, tous les souffleurs qui arrivent pour commencer ; puis ensuite ceux qui descendent de leurs places après une *chaude* de huit heures de travail ; il ne reste plus à visiter, à quatre heures du soir, que la troisième brigade qui arrive pour finir à minuit.

En profitant ainsi des heures fixes des changements de *chaude* ou de brigade, on a beaucoup plus facilement sous la main tout le personnel des souffleurs, et la visite se fait assez rapidement. Un employé inscrit au passage le nom de chaque ouvrier, et s'il constate des absents, il est chargé de leur remettre le lendemain un imprimé qu'ils doivent lui rapporter signé du médecin.

La visite porte sur les lèvres, les joues et l'arrière-gorge, et, pour la plupart, sur les parties génitales. L'ouvrier, qui est trouvé porteur d'une ulcération ou d'une plaque suspecte à la bouche, est momentanément suspendu de son travail. Avec un billet de l'usine, il se présente gratuitement à la contre-visite jusqu'à ce qu'il soit guéri. Si je constate à la bouche ou aux parties génitales une lésion non immédiatement dangereuse, l'ouvrier continue de travailler, et il revient deux ou trois jours plus tard à la contre-visite, avec un billet qu'il est obligé de présenter à son retour au chef de fabrication. Enfin, si ce dernier suspecte un de ses souffleurs, il l'envoie à la visite, et ne l'autorise à reprendre son travail que sur la présentation d'un certificat du médecin. Il en est de même pour les souffleurs nouvellement embauchés ; on ne les laisse pas commencer sans que je leur délivre un certificat constatant qu'ils peuvent travailler *sans danger* pour leurs camarades.

Le résultat de chaque visite générale est inscrit sur un grand registre et signé chaque fois par le médecin.

Telles sont les sages mesures prophylactiques que M. Richarme a inaugurées dans ses usines il y a plus de huit années, et dont il a surveillé depuis la rigoureuse application. Souvent il s'enquiert de l'état sanitaire de ses ouvriers, et il nous recommande toujours, ainsi qu'à ses contre-maîtres, la plus grande vigilance à cet égard.

Le premier avantage que j'ai constaté au début de ces visites sanitaires, c'est la disparition à peu près complète des écoulements vénériens, parce que la plupart des ouvriers n'ont pas tardé à prendre plus d'attention, à se soigner et à éviter même la contagion par les rapports naturels.

Un second et plus important avantage, c'est d'avoir pu souvent suspendre de leur travail et surveiller des souffleurs atteints de lésions syphilitiques qui auraient pu infecter ultérieurement leurs camarades. C'est surtout au moment de l'installation, à Rive-de-Gier, des brigades de l'usine de Valence que ces faits ont été plus nombreux.

Sans même attendre la visite générale, plusieurs fois des verriers sont venus spontanément à mon cabinet me demander si les lésions dont ils étaient porteurs devaient les obliger de suspendre leur travail. Ainsi, la seule crainte de la visite a éloigné volontairement de l'usine des sujets infectés qui seraient probablement devenus le point de départ de nombreux cas de contagion.

Les lésions *mécaniques* des lèvres et des gencives (érosions et fissures) ont également diminué, grâce à l'indication et à l'emploi de simples pansements et de soins plus minutieux. Enfin, aucun cas de contagion ne s'est plus présenté depuis bientôt neuf années.

Après ce court exposé des résultats observés à la suite de la *visite mensuelle régulière*, tant au point de vue de la prévention directe du fléau de la contagion que de l'hygiène des souffleurs, on ne saurait contester son immense importance.

Quant à son acceptation par les ouvriers, l'expérience me permet d'affirmer qu'elle ne sera plus même discutée. En effet, la visite sanitaire se fera partout aussi facilement que dans les usines Richarme, quand les maîtres de verrerie voudront, comme notre sympathique député, sérieusement en prendre l'initiative.

Si l'installation des visites périodiques n'a pas réussi il y a vingt ans, quand M. Diday a voulu les inaugurer, c'est que les patrons n'étaient pas convaincus de leur nécessité et de leur réelle efficacité. En outre, les ouvriers ayant alors pris eux-mêmes l'initiative de cette mesure d'hygiène professionnelle, et ayant fait des démarches auprès de l'administration pour l'imposer aux chefs d'usine, on comprend que ces derniers n'aient point cru devoir intervenir directement en faveur de la visite sanitaire, et employer à cet effet leur puissante autorité. Or, tous les verriers se rendent parfaitement compte de l'importance de la visite médicale, mais chaque individu en particulier ne croit pas en avoir besoin pour lui ; il s'y soustraira bien vite, si cette mesure hygiénique n'est pas prescrite par les règlements de la verrerie, et s'il n'y est pas encouragé par l'exemple de tous ses camarades.

La régularité avec laquelle j'ai vu, pendant des années, tous les ouvriers d'une usine, trois à quatre cents souffleurs, jeunes et vieux, célibataires et mariés, venir, tous les mois, à la visite médicale sur la simple invitation des contre-maîtres, prouve incontestablement qu'elle est aujourd'hui mieux comprise des ouvriers, et acceptée par eux comme un contrôle utile et nécessaire.

J'ai passé, l'année dernière et cette année, plusieurs fois la visite d'un four à la Compagnie générale ; aucun ouvrier n'a présenté la moindre observation, et chacun s'y est rendu très-exactement. J'ai également visité périodiquement, pendant deux années, 1874 à 1876, les ouvriers des usines Lanoir. La visite générale a toujours eu lieu, ici comme ailleurs, avec la même facilité et elle a produit les mêmes résultats.

On peut donc avancer que l'expérience est faite, et que les ouvriers sont désormais tout disposés à accepter la visite sanitaire, quand elle est établie par les maîtres de verrerie. Il suffit que ces derniers en prennent l'initiative et en surveillent l'exécution.

Le contrôle médical *mensuel* me paraît suffisant quand il est appuyé de la contre-visite rigoureuse de tous les nouveaux arrivants. Il faut également qu'on passe à la visite les ouvriers d'un four qui recommence dans l'intervalle du mois, quand surtout, parmi les souffleurs, il y en a qui sont restés longtemps en chômage. Ce qui semble nécessaire d'adjoindre à la visite générale mensuelle, c'est la contre-visite *bimensuelle* de tous les grands-garçons auxquels on donne accidentellement un poste d'*ouvriers de relai*. Ce sont eux, en effet, qui font courir aux usines les plus grands dangers de contagion, en se promenant de place en place, et même d'un four à un autre. Ce sont des ouvriers de relai qui ont occasionné les épidémies de Rive-de-Gier et de Montluçon.

La visite *mensuelle* deviendra de plus en plus suffisante à mesure qu'elle sera pratiquée régulièrement dans un plus grand nombre de fabriques. On sera, en effet, de moins en moins exposé aux accidents que peut faire naître le cas rare, mais possible, d'une suppléance urgente remplie, impromptu, sans contre-visite, par un souffleur qui n'a pas subi récemment de contrôle médical. En outre, plus la visite se répandra, plus les accidents vénériens diminueront. Ne pouvant plus échapper à l'œil du médecin, les souffleurs infectés se soumettront à un traitement régulier, au lieu de ne se confier qu'aux empiriques, comme il arrive trop souvent encore.

On diminuera notablement, on éteindra presque la syphilis professionnelle, en généralisant les visites périodiques doublées du contrôle médical plus fréquent de tous les suspects, de tous les *ouvriers de relai* et de tous ceux qui recommencent à travailler.

La visite doit porter sur la bouche et sur les parties génitales. On surveillera ainsi, non-seulement les lésions qui peuvent infecter immédiatement, par le simple contact de la *canne*, mais aussi celles qui pourraient plus tard entraîner les mêmes accidents. Le travail si fatigant des verriers ne permettra guère à un chancre de la verge de guérir en moins de trois ou quatre semaines, en sorte que l'ulcération spécifique ou ses traces pourront difficilement échapper à l'œil exercé du médecin.

Du reste, ainsi que je l'ai constaté, le plus souvent les ouvriers qui ont conscience de leur état, et qui savent qu'ils ne peuvent éluder la visite, la devanceront eux-mêmes, et viendront au cabinet faire part au médecin de leurs mécomptes. Ils accepteront alors spontanément de suspendre leur travail, et de se soigner rigoureusement.

INSUFFISANCE DE LA VISITE PARTIELLE ET ACCIDENTELLE.

Dans deux verreries de Rive-de-Gier, dans celles de Givors, de Vernaison, de Chalon-sur-Saône, de Carmeaux, et dans la plupart des autres districts verriers, on ne fait visiter les ouvriers d'un four que quand on s'est aperçu d'un ou de plusieurs cas de contagion. Il est bien évident que cette pratique isolée ne peut amener aucun résultat durable. C'est à peine si on peut parvenir à découvrir et à éliminer le porteur du contage. Parfois même on n'y réussit pas, comme cela est arrivé l'année dernière dans une de nos usines ; soit parce que le sujet infectant est parti, soit parce qu'il travaille dans un autre four, soit enfin parce que les lésions de la bouche, où la canne a puisé le virus contagieux, sont momentanément guéries.

Les industriels qui procèdent ainsi ne sont même pas à l'abri de l'extension d'une épidémie naissante, ou de l'*auto-contagion*, c'est-à-dire de la transmission ultérieure par leurs propres ouvriers récemment infectés. En effet, ces derniers, n'étant pas soumis à un traitement et à un contrôle régulier par le même médecin, s'empressent de reprendre leur travail dès que le chancre buccal s'est cicatrisé, ou dès que les premières plaques muqueuses ont disparu. On comprend facilement qu'ils puissent bientôt servir à leur tour de foyer d'infection quand, sous l'influence irritative de la canne et du soufflage, surviendront de nouvelles lésions spécifiques buccopharyngiennes. C'est ainsi, par la reprise prématurée du travail des premières victimes, que se sont aggravées les épidémies de Montluçon et de Rive-de-Gier. C'est ce qui est arrivé encore tout récemment dans une de nos principales fabriques.

Quelques directeurs se croient à l'abri de ce danger parce que l'ouvrier leur présente le certificat d'un interne de l'Antiquaille constatant vaguement qu'il sort de l'hôpital guéri, ou celui d'un médecin non attaché au service de l'usine qui constate simplement que son client ne présente plus aucune lésion syphilitique. D'après les faits qui se sont présentés cette année sous mes yeux, je puis dire qu'on ne délivre pas, à la sortie de l'Antiquaille, même aux verriers, de certificat suffisamment explicite pour indiquer à un médecin d'usine, à plus forte raison à un directeur, l'état réel du sujet syphilitique.

Quant au praticien qui cède à la demande de son malade et lui délivre un certificat de guérison des accidents (chancres ou plaques muqueuses) qu'il a soignés, il donne un *satisfecit* provisoire à son client, qui ne peut et ne doit pas suffire pour lui permettre de reprendre immédiatement et surtout sans contrôle ultérieur son travail de soufflage.

DURÉE DE LA SUSPENSION DE TRAVAIL D'UN SOUFFLEUR SYPHILITIQUE.

Dans la séance de la Société impériale de médecine du 8 juillet 1867, M. Gailleton, alors chirurgien en chef de l'Antiquaille, posa cette question sans la résoudre : « Que doit faire le médecin en face du verrier infecté ? Doit-il lui délivrer un certificat de guérison alors qu'on ne peut assurer que celle-ci soit complète, ou bien le réduira-t-il à la misère en le lui refusant ? La position est délicate pour les médecins. »

M. Dechaux, dans son important mémoire de 1867, discute aussi très-longuement cette durée de la séquestration des souffleurs devenus syphilitiques. Il nous montre d'abord les ouvriers et les patrons très-empressés à recommencer le travail ; puis il nous apprend que si, après quarante jours ou deux mois de suspension, les ulcérations et les lésions muqueuses de la bouche sont cicatrisées, il inscrit sur le bulletin de santé : « Peut reprendre son travail en l'absence de toute lésion apparente de la bouche. » Il ajoute un peu plus loin : « Au bout de quarante jours, deux ouvriers dans ces conditions d'amélioration ont recommencé, et leurs deux partenaires ont été contagionnés ! C'était donc trop tôt. Nous avons ajourné les autres à trois mois ; c'est énorme, vu l'exigence des positions ; car s'il fallait prononcer un *veto* d'un an, ce serait désespérant et à changer de métier. Je crois donc qu'au bout de *deux ou trois mois*, en moyenne, on peut accorder la reprise du travail, *mais ce n'est pas sans éventualités.* »

Ces citations si réservées du savant chirurgien de l'Antiquaille et du médecin distingué des verreries de Montluçon feront comprendre à nos chefs d'industrie, toujours si désireux d'une réponse précise sur ces délicates questions, que les médecins ont raison le plus souvent de ne pas se prononcer, et que la seule garantie dans des cas semblables réside dans la surveillance fréquente, ou la visite hebdomadaire du sujet syphilisé. En effet, pour qu'un médecin, chargé de l'état sanitaire d'une usine, puisse autoriser un souffleur notoirement syphilitique à reprendre son travail, il faut :

1° qu'il ait été soumis à son observation et à un traitement régulier pendant au moins deux mois; 2° que les lésions bucco-pharyngiennes aient disparu depuis assez longtemps (un mois environ); 3° que, tout en travaillant, il se présente à la contre-visite pendant deux mois, tous les huit jours, puis tous les quinze jours pendant encore deux ou trois mois. Il faut enfin apprendre à cet ouvrier à surveiller l'apparition des plaques ou ulcérations secondaires de la bouche, lui recommander de venir à la visite dès qu'il s'apercevra du retour de quelques-uns de ces accidents, en lui faisant bien comprendre le danger qu'il ferait immédiatement courir à ses partenaires. Inutile d'ajouter que tant que ce malade est soumis à son observation, le médecin doit lui prescrire, par intervalles, un traitement spécifique, et, par-dessus tout, lui enjoindre strictement un régime tonique et hygiénique, si nécessaire à tous les verriers.

Si un souffleur infecté ne doit pas être visité fréquemment, il serait imprudent de la part d'un médecin de l'autoriser à reprendre son travail avant *huit à douze mois* de traitement ou d'observation. En effet, l'irritation provoquée sur les lèvres et dans la bouche par la *canne* et le soufflage, a trop de tendance à faire récidiver les lésions secondaires pour abandonner, pendant la première année, sans un contrôle rigoureux et un traitement régulier, un verrier syphilitique au milieu de collègues bien portants.

Quand un ouvrier a suspendu son travail pour des lésions spécifiques et qu'il est allé se faire soigner à l'Antiquaille ou ailleurs, s'il revient apparemment guéri, je ne l'autorise à reprendre son travail qu'après quinze jours de traitement ou d'observation, et en prévenant le contre-maître de l'envoyer tous les huit jours à la visite pendant deux mois. On ne saurait sans s'exposer à de graves mécomptes, les faits cités plus haut l'ont prouvé, abandonner cette garantie de la surveillance prolongée ou de la contre-visite fréquente du souffleur atteint de syphilis récente.

Au contraire, quand la visite générale fonctionne régulièrement dans une usine, quand le traitement et le contrôle d'un ouvrier syphilitique sont sous la direction constante du même médecin, celui-ci pourra autoriser la reprise du travail presque aussitôt que les lésions spécifiques de la bouche seront guéries, parce qu'il sera assuré de pouvoir visiter cet ouvrier chaque fois qu'il le jugera à propos, et parce que le chef de fabrication ne le laissera continuer, après chaque contre-visite, que sur la présentation du certificat médical.

Ainsi donc, l'installation, dans toute verrerie, de la *visite périodique* et des *contre-visites facultatives*, est aujourd'hui le plus sûr moyen d'éloigner des lèvres de l'ouvrier honnête, non-seulement le fléau de la contagion, mais encore le fléau de la misère qui accompagne bien vite une suspension trop prolongée du travail rémunérateur. Comme le dit très-justement M. Dechaux : Les verriers sont des espèces d'*artistes* dans leur genre. Ils sont rompus à un travail spécial ; ce sont des hommes secs, accoutumés au feu, fonctionnant extraordinairement des poumons, de la bouche et de la peau ; ils sont d'une grande activité dans un moment donné, et, hors de leurs *places*, ils sont peu capables de gagner leur vie *autrement*. Ils se nourrissent fortement, et gagnent de 6 à 10 francs par jour. Si on les met à travailler dans les cours comme manœuvres, ils ne peuvent y résister ; si on ne leur donne que 2 fr. 75 à 3 fr. 50 d'indemnité, ils ne peuvent se suffire.

La visite sanitaire sera également pour le maître de verrerie une *assurance* contre les préjudices occasionnés par une épidémic de syphilis qui jetterait le trouble dans tout son personnel, l'obligerait de réduire sa fabrication et d'employer des apprentis à la place des *ouvriers* malades, et qui pourrait lui faire manquer des commandes plus ou moins importantes. « Dans l'épidémie de Montluçon, dit M. Dechaux, j'ai entendu les plaintes des deux parties : des ouvriers me disaient qu'indépendamment d'une *sale maladie*, dont ils se ressentiraient peut-être toute leur vie, c'était pour eux uue perte de plusieurs centaines de francs. De son côté M. le directeur s'écriait que cet accident lui coûterait de *quinze à vingt mille francs.* »

Malgré tout l'intérêt qui s'attache à cette grande mesure d'hygiène et de prophylaxie, elle n'est encore régulièrement mise en vigueur que dans les usines *Richarme frères* et *Lanoir* à Rive-de-Gier, et depuis deux ans et demi dans celles de *Blanzy* (Saône-et-Loire). Je suis fréquemment appelé à faire des visites partielles d'un four dans l'une de nos principales verreries, mais la visite générale et périodique n'y est pas encore instituée, ainsi que dans une autre usine beaucoup moins importante. C'est donc environ la moitié de notre population verrière qui échappe à un contrôle médical régulier (1). J'ai interrogé des ouvriers qui avaient travaillé à Bordeaux, à Ahun, à Chagny, en Champagne, dans le nord de la France, en Angleterre, en Belgique, en Allemagne, en Italie, en Espagne et en Amérique, aux verreries de Pittsburg et de Philadelphie, nulle part on ne pratique de visite périodique. M. Dechaux m'a répondu l'année dernière

---

(1) Depuis la rédaction de ce travail, la visite *générale* et *mensuelle* vient d'être instituée par M. Pétrus Hutter, administrateur délégué à la Compagnie des verreries de la Loire et du Rhône. Le 4 décembre 1880, j'ai procédé à ce contrôle médical auquel les nombreux ouvriers de ces importantes usines se sont tous soumis sans la moindre difficulté.

à ce sujet : « La plupart de nos ouvriers sont mariés et sages et nous ne faisons que la visite des nouveaux souffleurs arrivants, et de ceux qui ont fait quelques écarts ou qui sont signalés comme suspects, la surveillance réciproque et une certaine dénonciation étant permise dans un pareil genre de travail en communauté intime. » M. Dechaux a oublié de parler *de la sagesse* des jeunes célibataires de 15 à 25 ans qui occupent très-probablement à Montluçon, comme à Rive-de-Gier, la plupart des postes de grands-garçons ou deuxièmes souffleurs et d'*ouvriers de relai* qui furent, sous ses yeux, en 1867, les premiers instruments de la contagion.

Quand on propose la visite périodique aux maîtres de verrerie, ils répondent comme M. Dechaux : « Nos ouvriers sont sages et ils se surveillent réciproquement. » Tous ils oublient que ce ne sont pas les *ouvriers* le plus habituellement mariés et sages qui ont le plus de chance d'apporter et de transmettre la contagion, mais les *grands-garçons* et les *gamins*, sur la vertu desquels il serait puéril de se fier entièrement.

En outre, la dénonciation entre souffleurs me paraît être une funeste et insuffisante méthode de contrôle. Les verriers ne sont point compétents pour se surveiller entre eux. Ils dénonceront à la haine de toute une usine un souffleur atteint d'une *inoffensive blennorrhagie*, et ils continueront sans inquiétude de porter à leurs lèvres l'embouchure de la canne souillée du virus déposé par un collaborateur atteint de *nombreuses plaques syphilitiques*.

Il est juste néanmoins que chaque verrier ait le droit d'avertir le contre-maître des soupçons qu'il peut avoir sur son partenaire, et que, sur sa demande, ce dernier soit obligé d'aller à la visite justifier de son état sanitaire. Mais il serait illusoire de compter sur cette surveillance mutuelle pour remplacer la visite régulière et générale.

Il est temps que les maîtres de verrerie cessent de se retrancher derrière ces subtils arguments, que les faits ont malheureusement déjà condamnés trop souvent. Leur intérêt matériel, qui découle du bon fonctionnement de leurs usines, et particulièrement de la régularité du travail des souffleurs, leur commande de protéger ces derniers contre les épidémies de syphilis qui atteindraient aujourd'hui un bien plus grand nombre de victimes. En effet, avec le nouveau système à fusion continue, au lieu de trois ouvriers par place, il y en a 6 à 9 qui collent chaque jour leurs lèvres à l'embouchure des mêmes cannes et aux bords des mêmes burins ; et au lieu de 24 à 30 souffleurs par four, il y en a aujourd'hui 84 à 126 qui sont exposés à être contaminés par une *place tournante* ou par un *grand-garçon de relai*. Enfin, la suspension du travail d'un four à *fusion continue* serait aujourd'hui beaucoup plus onéreuse pour le maître de verrerie.

Aussi, peut-on espérer que les directeurs ne tarderont pas à comprendre qu'il est de leur intérêt de veiller constamment à l'état sanitaire de leurs ouvriers souffleurs en s'appuyant sur un contrôle médical régulier.

D'ailleurs, c'est assez pour le verrier de subir l'*excès de chaleur* qui l'altère et le déprime, l'*excès de lumière* qui affaiblit peu à peu sa vue, et le *soufflage* qui l'épuise sans le laisser, lui et toute sa famille, exposé aux terribles conséquences de la contagion syphilitique.

Je crois avoir suffisamment établi l'*impérieuse nécessité de la visite sanitaire* dans toutes les usines et particulièrement dans les verreries, et elles sont très-nombreuses aujourd'hui, où est installé le système Siemens, c'est-à-dire celles dont les ouvriers, divisés en deux ou trois brigades, soufflent des bouteilles sans intermittence pendant 24 heures.

J'espère aussi en avoir suffisamment démontré les nombreux avantages, en me fondant sur les heureux résultats obtenus depuis bientôt dix ans dans les verreries Richarme et Lanoir, pour pouvoir conclure : *que la visite mensuelle de tous les verriers, doublée de la contre-visite des grands-garçons de relai et de tous les nouveaux arrivants, est actuellement le seul moyen pratique de prévenir la transmission de la syphilis entre les ouvriers souffleurs de verre.*

Cette grande mesure d'hygiène professionnelle, qui doit porter, à Rive-de-Gier seulement, sur près de 1,500 individus et sur plus d'un millier de familles, intéresse au plus haut degré la société tout entière. En effet, si de l'atelier le virus spécifique envahit les familles, il ne tarde pas de là, par les nourrices, par la vaccination et par toute sorte de moyens, à se répandre dans tous les rangs de la société.

Aussi, à défaut de l'initiative spontanée des premiers intéressés ou des patrons, ne pourrait-on pas, comme le demandait très-justement M. Rollet en 1867, prescrire une mesure générale, applicable à toutes les verreries de France, une ordonnance ministérielle, par exemple, qui montrerait aux industriels combien la sollicitude du gouvernement est éveillée, et tout le prix qu'il attache à cette importante question d'hygiène?

Je ne puis terminer ce travail sans rendre hommage à la courtoisie et à la bienveillance avec laquelle MM. Hutter, Richarme, Dériard, Bérard, ingénieur, et Laurent, directeurs des usines Lenoir, m'ont initié tour à tour dans les détails techniques de leur industrie. MM. Vannier frères, Chapard et Barroyer, chefs de fabrication, m'ont également communiqué de nombreux et précieux renseignements pratiques.

SOCIÉTÉ NATIONALE DE MÉDECINE DE LYON

PRÉSIDENCE DE M. ROLLET.

Séance du 30 novembre.

DISCUSSION SUR LE MÉMOIRE DE M. GUINAND.

M. DIDAY. C'est chez nous, Messieurs, c'est grâce à nos communs efforts que la *syphylis verrière* a reçu son nom, ses développements doctrinaux, sa description pratique. En venant vous soumettre le fruit de ses recherches, M. Guinand (de Rive-de-Gier) montre donc, comme le fit jadis M. Dechaux (de Montluçon), que c'est là essentiellement une question lyonnaise.

Mais, de même que ces méritants investigateurs viennent à nous pour recevoir en même temps que pour apporter la lumière, de même l'étude de cette infection spéciale éclaire la théorie générale de la syphilis autant qu'elle en est éclairée. Et c'est le propre, c'est l'attrait, c'est la récompense de tous les travaux qui la concernent, de contribuer forcément à la fois à asseoir la science, à sauver les ouvriers, et j'ajouterai à améliorer l'industrie. — Puisse cette remarque, qui est l'apologie de mes collègues, vous paraître une suffisante justification de la prolixité dont je m'accuse d'avance, plus peut-être que je n'en serai excusé !

M. Guinand a admirablement décrit les plaques *professionnelles* de la bouche des verriers. Mais les a-t-il toutes décrites, et les a-t il bien exactement dénommées ? Voyons :

La cause la plus active de ces plaques est sans doute la *distension* habituelle résultant du soufflage. Mais n'y a-t-il pas en outre à tenir compte de la *chaleur*, qui, dans certains temps de l'opération porte son effet jusque sur la muqueuse buccale ?

Ayant eu, en 1875, à passer en revue une vingtaine d'ouvriers verriers, à Givors, de concert avec M. le docteur Franz Gromier, nous avions constaté sur divers points de la bouche, notamment sur l'un et l'autre côté de la face antérieure du voile palatin, des plaques simplement *érythémateuses*, plaques qui, existant, et même à un état fort accentué, chez des sujets non syphilitiques, nous parurent résulter évidemment de leur travail.

Quant à l'épithète d'*opalines*, épithète usitée déjà, consacrée pour désigner les plaques syphilitiques de la cavité buccale, elle pourrait créer une confusion fâcheuse. Est-elle bien juste d'ailleurs ? Les plaques géniennes professionnelles que M. Guinand a bien voulu nous exhiber ne rappellent-elles pas par leur aspect l'argent mat, l'argent non bruni, plutôt que la vessie natatoire des poissons, type classique de l'opalinité des lésions muqueuses syphilitiques ? C'est à chacun de nous, ou plutôt c'est à l'œil de chacun de vous, de se prononcer sur la valeur de cette critique.

Maintenant que, chez un sujet syphilitique, cette plaque génienne devienne l'occasion du développement d'une plaque muqueuse dans son voisinage, je le comprends. Qu'elle puisse, elle-même, être prise par un praticien non spécialiste pour une véritable plaque muqueuse, je l'accorde. Et il est bon d'être prévenu de l'une et l'autre éventualité. Mais ce qui m'intéresse, sous un autre rapport, c'est que, malgré les gerçures, les fendillements répétés de la membrane muqueuse, que le soufflage cause dans cette région, et quoique ce soient assurément là d'excellentes conditions pour favoriser la pénétration du principe contagieux, jamais on n'y a observé de chancre. Quand il a à se produire par le fait du soufflage, l'accident initial, le chancre, n'apparaît point sur la joue, il s'observe le plus souvent aux lèvres : nouvelle preuve, rassurante démonstration que le simple passage de la salive véhicule d'un contagium sur une muqueuse même excoriée ne suffit pas pour opérer la contagion ; qu'il faut pour cela le frottement avec pression prolongée, conditions qui se trouvent essentiellement réunies chez le souffleur dans l'action des lèvres sur la canne, de même qu'elles le sont aussi dans le coït, dans le baiser intime, dans l'allaitement. Hors de ces conditions, la transmission par contact n'est point impossible sans doute, mais elle devient un fait rare. La syphilis verrière confirme, on le voit, cette notion pathogénique qui est si importante en syphiligraphie, surtout en *syphiligamie*.

Vengeons, en passant, l'embout Chassagny d'une condamnation par trop sommaire, ce me semble. Quelque perfectionnées et généralisées que soient les visites sanitaires, elles ne donneront jamais qu'une sécurité relative. Même en les répétant deux fois par semaine, a-t-on assaini, espère-t-on jamais assainir une seule de nos maisons de tolérance?... Un corps étranger imperméable placé, pendant toute la durée du contact, entre la source de contagion et la partie qui s'y expose, peut seul conjurer le danger. Et c'est ce que réalise rigoureusement la très-ingénieuse invention de notre collègue. Il l'a prouvé, non dans son cabinet, mais à l'atelier même, et contradictoirement à toute opposition.

« Mais ceci gêne le travail et ralentit la fabrication, objecte-t-on. »

Comme à toute chose en ce monde, il y faut un apprentissage, répondrai-je. Et je m'en rapporte à la proverbiale insouciance des ouvriers, à la louable mais dévorante hâte de produire de MM. les fabricants pour vous mettre à même de décider si jamais cet apprentissage a été tenté dans des conditions où l'on eût, je ne dirai pas la perspective, mais seulement le désir de le voir réussir.

Très-certainement personne, ici, ne me démentira quand je dirai qu'il vaut mieux sauver d'une maladie cruelle et honteuse vingt honnêtes familles par an que de livrer au commerce 80, au lieu de 65 bouteilles par heure (car c'est à peu près là la diminution de rendement qu'on reproche à l'essai de l'embout). Toutefois, l'industrie n'entend pas de cette oreille ; par sa nature, elle sacrifiera toujours le progrès qui assainit le travail au progrès qui l'abrège. C'est à nous de réagir contre cette tendance même victorieuse. Et, pour ma part, je refuse absolument de laisser juger en dernier ressort l'embout Chassagny par des experts de la classe de ceux qui brisent la lampe Davy pour y allumer leur pipe !

. L'un des points les plus nouveaux et des plus utiles que M. Guinand ait abordés est certainement la détermination des conditions qu'un ouvrier qui a été syphilitique doit remplir pour être admis à reprendre son travail. C'est tout à fait ici comme en ménage, où la reprise de la vie en commun est une occasion de récidive des accidents, et justement de récidive portant sur les régions dont le contact est le plus dangereux pour les camarades de canne comme pour les camarades de lit.

Mais si ce point est le plus important pour nos pauvres clients, il n'en est pas de plus embarrassant pour nous médecin, qui sommes toujours tiraillé entre les instances de l'ouvrier qui veut recommencer à gagner sa vie et la crainte d'engager notre responsabilité en accordant prématurément l'autorisation demandée.

Je dis prématurément, et vraiment je prononce ce mot un peu au hasard ; car est-il ici une période de temps écoulé depuis la disparition des derniers symptômes ; est-il une dose de mercure absorbé, qui fondent des garanties valables ? Non : même en étudiant très-attentivement l'évolution entière du cas, on ne peut, à aucune date, avoir la certitude que tel ouvrier, en apparence guéri, ne s'exposera pas, par le fait d'un travail dont il avait perdu l'habitude, à une récidive de papules buccales aussi bien qu'à une réapparition de l'érythème professionnel de la région malaire ?

Or, que fait, — je dis expressément qu'a le tort grave de faire, — en pareil cas, un mari qui, ayant eu un chancre de la verge, veut savoir s'il est en état de reprendre impunément les rapports conjugaux ?... Il va *essayer* ses organes : vous devinez où et comment !

La même épreuve est ouverte, ce me semble, et plus morale et moins périlleuse à notre verrier. Qu'il simule d'abord la manœuvre du soufflage avec un tube quelconque (sorte de communion blanche) en serrant des lèvres et enflant les joues comme dans son travail réel. Et si, après une semaine, je suppose, de ces essais, il n'est venu aucune lésion buccale spécifique, qu'il reprenne sa place au four, en s'observant néanmoins et tout prêt à cesser dès qu'il s'apercevrait de quelque récidive, surtout aux lèvres. — Je livre en bloc cet expédient : aux confrères qui voient de près, d'en indiquer les règles et les détails d'exécution.

M. Guinand nous a fidèlement conté les péripéties de la campagne jadis entreprise à Lyon pour obtenir la création des visites sanitaires. Mais ces péripéties qu'il connaît si bien pour en avoir lu le récit, nous les connaissons mieux encore, nous, pour les avoir subies. Que d'efforts, que de patience et que d'échecs ! Mais, échecs mérités, je l'avoue. N'avions-nous pas commis la faute de nous adresser d'abord aux maires, aux préfets, aux fonctionnaires ! Comme si un fonctionnaire avait d'autre fonction que d'émarger ? une préfecture d'autre emploi que d'égarer les pièces qu'on dépose en ses bureaux ? Je pourrais vous rappeler, mes chers collègues, la lettre écrite sur ce sujet par moi, en votre nom, à M. le préfet du Rhône, sous l'empire; lettre qui n'eut pas même l'honneur d'un simple accusé de réception. — Un peu plus tard, ayant écrit à M. le maire de... que nous offrions, deux de mes collègues et moi, notre concours personnel pour faire gratuitement la visite des ouvriers verriers de sa localité, un adjoint me répondit immédiatement « que M. le maire était, pour le moment, absent, mais que, sitôt rentré, on s'empresserait de lui communiquer ma proposition philanthropique, à laquelle il répondrait. » Or, qu'advint-il ? Je le dirai sans rire. Je suis réellement désolé de paraître m'immiscer dans la vie privée de cet honorable fonctionnaire; mais, en bonne vérité, est-ce ma faute ou est-ce la sienne si, depuis 1864, j'attends encore qu'il soit rentré chez lui !

Aussi, éclairé par ces déconvenues, dirai-je à ceux qui veulent aujourd'hui provoquer la généralisation des visites sanitaires : Ne comptez pour réussir ni sur la haute moralité de votre but, ni sur l'opinion publique, ni sur les maires et préfets. Adressez-vous à ceux que la question touche par le côté sensible, aux maîtres d'usine. Quelques-uns de ceux de notre région ont donné le très-louable exemple de céder, pour ainsi dire, à la première sommation. Pour décider ceux qui résistent, voyons maintenant ce qu'on peut espérer d'arguments d'un autre ordre.

Ne se fût-il que foulé le poignet, un maçon tombé d'un échafaudage obtient du tribunal une indemnité, s'il établit : 1º que la chute a eu lieu par l'effet d'une manœuvre nécessaire à son travail ; 2º qu'il y avait dans l'échafaudage un défaut de construction, qui l'exposait à cette chute. Et tous les corps d'état, soumis à des préjudices analogues, en obtiennent la même réparation s'ils produisent les mêmes justifications.

Témoins des souffrances, de la misère, du désespoir que la syphilis professionnelle sème dans une famille, qui d'entre nous, mes chers collègues, n'a pas songé à forcer ceux à l'incurie desquels ce malheur est dû d'indemniser ses victimes ? Pour moi, je le déclare, plus d'une fois, en voyant les maîtres de verrerie rester sourds à nos avertissements incessants, à nos objurgations directes et pressantes, un mouvement d'indignation m'a fait leur adversaire. En face d'un pauvre homme dont la contenance, dont les traits, dont le hâle caractéristique dénotaient toute une vie de travail, je pensai que, légalement, ceux qui l'emploient lui doivent, au même titre que l'entrepreneur au maçon, des instruments de travail en bon état. Or, à celui-là ses instruments de travail sont ses compagnons de travail.

« Unissez-vous donc entre vous, ai-je souvent dit à l'un de ces pauvres blessés (les seuls intéressants blessés de la bouteille), unissez-vous. Formez un syndicat et réclamez de vos patrons des dommages-intérêts, puisque, par un revirement bien digne de nos mœurs positives, ce n'est plus la crainte du Seigneur, c'est aujourd'hui la crainte des dommages-intérêts qui est le *commencement de la sagesse !* »

À ce conseil, que je crois le meilleur, on fait diverses objections.

Examinons :

1º N'est-il pas plus simple de demander à l'autorité d'obliger les patrons à instituer des visites sanitaires ?

Réponse. Beaucoup plus simple, en effet; extrêmement simple; car ce serait évidemment agir en simples que d'espérer de nos pouvoirs *interpellatifs* un acte quelconque de pouvoir législatif ou exécutif ?

2º L'ouvrier verrier sait qu'il est exposé par son travail à contracter la syphilis. C'est un risque professionnel comme un autre, qu'il faut subir sans récriminer.

Réponse. Distinguons, s'il vous plaît, en matière de dommages résultant de la profession, entre les *effets* inhérents à la nature même du travail, effets constants, inévitables, et le *risque*, qui est éventuel, qu'on peut éviter. Ainsi, dans l'espèce même, l'ouvrier souffleur sait, dès son entrée à l'atelier, qu'il contractera nécessairement une altération des organes respiratoires qui abrége le cours de sa vie moyenne : il le sait et s'y soumet, parce que c'est la conséquence forcée d'un genre de travail qui, pour ce motif, est mieux rétribué que d'autres. Mais croyez-vous qu'il doive accepter, au même titre, d'y prendre gratis la vérole ?

3º Quel tribunal condamnera un patron à indemniser son ouvrier d'une maladie que celui-ci a bien pu contracter partout ailleurs qu'à l'atelier.

Réponse. Quel tribunal ?... Ceux-là mêmes qui, par une jurisprudence désormais univoque, allouent des dommages-intérêts à une nourrice infectée, toutes les fois que les faits de la cause, — entre autres le siége et la date successive des lésions, — rendent suffisamment probable que le mal lui est venu de son nourrisson.

4º Mais la comparaison que vous faites entre un *compagnon* de travail et un *instrument* de travail est-elle juridiquement soutenable ?

Réponse. Je la soutiens mordicus et à tous les points de vue. Ce travail-là, on le sait, n'est possible qu'en groupant des ouvriers dont les uns préparent, les autres achèvent. Donc la présence, la coopération d'un quelconque des associés est pour les autres une condition *sine quà non* de l'accomplissement de leur tâche. — D'autre part, ce n'est point l'ouvrier qui choisit ses associés. Il ne le peut pas, et on ne le lui permettrait pas. C'est le patron qui les choisit; et quand il les livre avariés et partant susceptibles de nuire à celui avec qui il les met en rapport, il est aussi responsable de l'accident syphilitique qui peut s'ensuivre, qu'un entrepreneur le serait, serait assurément déclaré l'être de l'accident traumatique arrivé à un maçon auquel il aurait fourni une échelle en mauvais état.

5º « Oui, mon droit est clair, s'écrie finalement l'ouvrier; mais mon expulsion n'est pas moins certaine. Pendant que mon avocat triomphe, moi, avec ou sans indemnité, je vais être mis à la porte ! »

Réponse. C'est à craindre, en effet, surtout pour les premiers qui porteront plainte. Mais j'y vois deux remèdes.

D'abord un syndicat bien constitué et bien avisé agira dans l'intérêt de tous en soutenant de ses deniers et de son influence celui de ses membres qui aura donné l'exemple de la résistance légale.

En second lieu, la justice pouvait bien, devait même se montrer indulgente aux patrons, tant qu'elle ne les savait pas pourvus d'un moyen facile et aussi sûr que possible de préserver les ouvriers de la contagion. Mais aujourd'hui que ce moyen, — que ces moyens, en comprenant l'embout, — a été mis en pratique par l'un d'eux, ils ne peuvent pas plus exciper d'ignorance que d'impuissance. Et les magistrats, qui, pour mettre un terme au scandale de certaines diffamations publiques, se montrent de plus en plus disposés à suppléer l'insuffisante répression pénale par l'énergique élévation des dommages-intérêts, ces magistrats refuseraient-ils de s'engager dans la même voie lorsqu'il s'agira de protéger la classe laborieuse contre la coupable incurie des patrons persistant à lui refuser des préservatifs qui sont désormais à même de produire avec orgueil leurs états de service ?

M. Chassagny. Je suis le premier à rendre hommage aux efforts de M. Guinand pour faire adopter les visites périodiques des verriers, comme mesure générale. Mais ce moyen, tel qu'il a été mis en pratique dans certaines verreries, n'a pas empêché la syphilis d'apparaître dans quelques usines. Les visites, en effet, ne peuvent être assez rapprochées pour éviter la contagion d'accidents éclos entre deux examens. En présence de ces faits, je persiste à croire que l'embout est le moyen le plus efficace pour en prévenir le retour. On a objecté que l'embout retardait le travail de l'ouvrier et que celui-ci ne pourrait faire dans l'unité de temps le même nombre de bouteilles. Cette objection ne me paraît pas fondée. J'ai vu des ouvriers se servir très-habilement de cet instrument et accomplir avec lui la même tâche que leurs camarades. Il suffit de s'accoutumer à son emploi pour n'éprouver de son fait aucune perte de temps.

En terminant, M. Chassagny engage M. Guinand à permettre aux ouvriers syphilitiques de continuer leur travail, à la condition qu'ils feront usage de l'embout. On évitera ainsi le long chômage, qui trop souvent conduit la famille de l'ouvrier à une ruine complète, et de plus on formera un noyau d'ouviers sachant se servir de cet instrument, dont l'emploi peu à peu pénétrera dans les mœurs de tous les verriers.

M. Rollet. Parmi les lésions syphilitiques dont M. Diday vient de nous entretenir, j'ai été surpris de ne pas trouver le chancre des amygdales. En effet, la contagion chez les verriers ne se fait pas exclusivement au point qui se trouve en contact avec la canne, c'est-à-dire aux lèvres et aux commissures ; la salive peut aussi entraîner le principe contagieux, lequel inocule les amygdales, dans le mouvement de déglutition que fait l'ouvrier. J'ai eu plusieurs fois l'occasion de constater l'existence de chancres amygdaliens chez les verriers. Ces chancres sont faciles à diagnostiquer, ils s'accompagnent ordinairement d'un engorgement très-prononcé des ganglions sous-maxillaires.

M. Guinand a très-bien décrit toutes les affections syphilitiques des ou
vriers verriers; il a surtout fait de très-intéressantes recherches sur les lé-
-sions professionnelles qu'ils présentent dans la bouche. Il y a une de ces
lésions que j'interprète comme lui, c'est celle des lèvres : cette lésion professionnelle est produite par le frottement de la canne, c'est un durillon épi-
thélial comparable aux durillons épidermiques des ouvriers ajusteurs qui
manient le burin, par exemple. Quant aux lésions professionnelles qui sié
gent chez les verriers à l'intérieur de la bouche, sur la muqueuse des
joues, et principalement autour de l'orifice du canal de Sténon, je ne leur
trouve en réalité aucune analogie avec l'affection désignée déjà depuis
longtemps sous le nom de *plaques opalines.* D'ailleurs ces lésions res-
sembleraient-elles aux plaques opalines qu'il y aurait lieu de leur donner
un autre nom pour éviter toute confusion. M. Bassereau a donné le nom
de plaques opalines aux plaques muqueuses qni ont pour siége la muqueuse buccale. Ces plaques sont en effet blanches, comme macérées ;
elles sont, bien entendu, syphilitiques. Les plaques décrites par M. Guinand n'ont, au contraire, aucun caractère spécifique, et c'est pour cela,
c'est pour éviter toute confusion qu'il importe de les appeler autrement.

En examinant ces lésions sur la bouche des verriers présentés à la dernière séance, par M. Guinand, il m'a semblé qu'elles n'étaient autre chose
qu'un épaississement de la muqueuse avec prédominance des éléments épi-
théliaux. Elles ont tout à fait l'apparence de la maladie appelée autrefois
plaques des fumeurs et à laquelle on a donné dans ces dernières années
plus de compréhension en reconnaissant qu'elle se présentait aussi chez des
individus qui ne fument pas : c'est pourquoi on la désigne aujourd'hui
sous le nom de *psoriasis buccal.* Les verriers ont un psoriasis buccal
limité aux points indiqués par M. Guinand, et tel est le nom que je vou-
drais lui voir adopter pour les lésions qu'il a le premier fait connaître.
Ce n'est pas le frottement de la canne qui produit le psoriasis chez les
verriers. J'ai cru d'abord que c'était l'effet de l'air chaud qui, au contact
de la muqueuse buccale, amenait un érythème, lequel, en se répétant et en
passant à l'état chronique, devenait le psoriasis. Le verre en fusion
échauffe un peu l'air de la canne, et par conséquent aussi l'air qui distend
les joues de l'ouvrier pendant l'acte du soufflage. Mais c'est plutôt l'action
mécanique de l'air qui irrite et hypertrophie la muqueuse géniale, principalement autour de l'orifice du canal de Sténon, où il tend à pénétrer.

J'ai vu avec le plus vif intérêt l'ouvrier Margaron qui nous est présenté
et qui a les *joues cassées.* Cette dilatation ampulaire du canal de Sténon
est très-remarquable. J'avais pensé que chez les ouvriers il pouvait y avoir
aussi dilatation de la trompe d'Eustache, convexité externe exagérée de
la membrane du tympan, capacité vitale accrue par le soufflage et circonférence du thorax supérieure à la moyenne. J'ai mesuré la taille de cet
ouvrier et sa circonférence thoracique. J'ai été bien étonné de voir que
sa circonférence thoracique ne dépassait que de 1 centimètre sa demi-
taille, tandis qu'on exige des conscrits pour l'aptitude au service militaire

une circonférence qui dépasse la demi-taille de 25 millimètres au moins. Il y a à ce sujet d'intéressantes études à faire et je serais heureux que M. Guinand, qui dispose d'un personnel nombreux, voulût bien les entreprendre.

Quant à la visite sanitaire des ouvriers verriers, faite dans le but de les préserver de la syphilis à laquelle les expose leur travail professionnel, elle a donné de si excellents résultats dans l'usine visitée par M. Guinand que je m'y rattache de plus en plus. Autrefois je demandais moins. Lorsque je fis mes premières observations sur la syphilis des verriers, je m'empressai d'avertir l'Administration en lui demandant d'informer les ouvriers verriers et les maîtres de verreries du danger de contagion que présentait le travail du soufflage. Je proposai de rédiger une *instruction populaire* à cet usage, instruction qui devait être affichée dans les verreries. Enfin j'ajoutais que l'omission des prescriptions réglementaires n'était pas sans présenter une sanction sérieuse, puisque l'article 1382 du Code civil, qui établit que chacun est responsable du dommage qu'il a causé par son fait, par son imprudence ou sa négligence, serait tout à fait applicable en pareil cas.

Nous en sommes restés là, depuis 1858, date de mes premières observations, jusqu'au moment où M. Diday proposa la visite sanitaire des ouvriers verriers, et M. Chassagny son embout protecteur. La question fut portée en 1865 par M. Chassagny devant le conseil d'hygiène publique et de salubrité du Rhône. Une commission fut nommée pour faire un rapport à l'Administration sur cet ingénieux et très-utile instrument. Cette commission était composée de MM. Arthaud, Rollet et Tavernier, rapporteur. Quoique j'eusse vu à Givors, avec M. Chassagny, la mise en pratique de l'embout et que les essais m'eussent paru très-satisfaisants, je fis remarquer que ces moyens de protection sont, en général, très-difficilement acceptés des ouvriers. On a inventé beaucoup de masques pour préserver les ouvriers, soit de la chaleur près des hauts-fourneaux, soit des vapeurs ou des poussières dangereuses : poussières sciliceuses, charbonneuses, arsenicales, mercurielles, plombiques. M. Ferrand a fait confectionner un de ces masques très-léger, très-élégant pour garantir les ouvriers qui cardent et tissent la bourre de soie. Il m'a dit que cet appareil avait été appliqué pendant quelque temps dans les ateliers de MM. Frank à Saint-Rambert, mais qu'il avait été bientôt abandonné, et qu'on avait dû se débarrasser des poussières en employant de meilleurs procédés de ventilation. Du reste cette répugnance est générale, et M. de Freycinet, qui s'est beaucoup occupé d'hygiène industrielle, a constaté que partout les ouvriers sont mal disposés pour ces appareils, même en Angleterre, où pourtant les masques sont un peu mieux acceptés qu'en France.

Le Conseil d'hygiène, malgré la bonne opinion qu'il avait de l'embout de M. Chassagny, ne crut donc pas devoir le recommander à l'Administration d'une manière exclusive ; il se montra éclectique, et favorable tout à la fois à l'embout, à la visite, à l'affichage d'une instruction dans les verreries, et enfin au rappel de l'article 1382 du code qui devait rendre plus sûre l'exécution des prescriptions administratives. Ce rapport fut envoyé à l'Administration, et je dois dire qu'il n'a eu aucun effet. La visite n'a été établie réglementairement nulle part, et il a fallu toute la sollicitude philanthrophique de M. Richarme pour qu'elle ait été instituée bénévolement dans les usines de Rive-de-Gier dirigées par ce très-digne et très-habile industriel.

M. Diday, autrefois partisan si décidé de la visite, vient de nous dire qu'il ne reconnaissait comme souverainement efficace que les dommages-intérêts, dont les maîtres verriers devront tenir compte à leurs ouvriers quand ceux-ci contracteront la syphilis dans leur travail professionnel. Les dommages-intérêts ne sont pas refusés par les tribunaux, et je sais que le tribunal de Saint-Étienne en a accordé à un verrier dans un procès de cette nature. Mais cette responsabilité des maîtres verriers, qui est de droit commun, ne dispense pas d'appliquer dans les verreries des mesures de préservation. L'entrepreneur d'omnibus de notre banlieue, dont les journaux ont parlé ces jours derniers, est sans doute responsable des accidents que peuvent produire ses chevaux morveux en inoculant la maladie, soit aux palefreniers, soit à d'autres personnes. Cela n'a pas empêché de prendre des mesures d'assainissement et de protection vis-à-vis de cette épizootie. Nous sommes médecins, nous voulons préserver, et l'hygiène heureusement dispose à cet égard de moyens efficaces, sans préjudice du recours aux tribunaux, s'il y a lieu. D'ailleurs ce recours à la justice aurait bien plus d'effet si des mesures de préservation étaient édictées par l'autorité, car les tribunaux seraient sans doute plus sévères pour les maîtres verriers qui auraient négligé d'appliquer ces mesures dans leurs usines.

Toutefois, ce qui est arrivé au Conseil d'hygiène pourrait arriver aussi à notre Société de médecine si elle comptait, pour assurer l'exécution des mesures qu'elle proposera, sur l'Administration locale. Il faut s'adresser d'abord à l'opinion publique. Il faut qu'on sache dans le public qu'il y a là une question de salubrité de premier ordre, et le très-remarquable mémoire de M. Guinand est bien fait pour convaincre tout le monde. Il faut en second lieu faire appel à l'autorité centrale, et cette visite qui a donné de si excellents résultats dans l'usine de M. Richarme, il faut demander qu'un décret ou une loi la rende obligatoire dans toutes les verreries. Aussi je propose à la Société d'émettre un vœu qui exprime l'opinion bien arrêtée que nous avons tous au sujet de l'efficacité de la visite. Ce vœu devra figurer dans le procès-verbal de cette séance, et M. Guinand sera prié de le reproduire dans son mémoire destiné, j'en suis sûr, à avoir beaucoup de retentissement près de tous les gens de cœur que ces questions d'hygiène publique ne laissent pas indifférents.

M. CHASSAGNY. M. Rollet reconnaît que l'embout est un bon instrument. J'admets concurremment avec son emploi la visite périodique.

M. PAULET. M. Rollet croit que les conseils de révision n'acceptent un sujet que si le périmètre thoracique égale la 1/2 taille augmentée de 25 millimètres. C'est là une erreur. Les conseils se contentent le plus ordinairement de la 1/2 taille.

M. DRON. M. Chassagny a raison : les visites ne peuvent être assez rapprochées pour éviter la contagion. Il n'est pas rare chez les femmes publiques de voir des accidents se développer entre deux examens. Pour être bien à l'abri de la contagion il faudrait expulser les ouvriers syphilitiques, et cela pendant deux années au moins. Je pense donc comme M. Chassagny qu'il vaut mieux leur permettre de rester en employant l'embout.

M. HORAND. Je pense aussi que le mot de plaques *opalines* employé dans le cas actuel est mauvais. Les plaques des verriers ne sont point opalines, elles sont d'un gris blanchâtre, diffuses, constituées par un épaississement de l'épiderme. Elles ressemblent au psoriasis buccal.

A quel moment un verrier atteint de syphilis peut-il reprendre son travail ? Si l'on tenait compte des faits nombreux où l'on voit des accidents tardifs survenir après 10, 12 ou 15 ans, il ne faudrait jamais accorder cette autorisation aux syphilitiques.

Même avec des visites hebdomadaires on n'aurait aucune garantie. Chez les femmes on voit des plaques muqueuses se développer au lendemain de la visite.

En conséquence, l'ouvrier syphilitique doit être exclu de l'usine ou forcé de travailler avec l'embout Chassagny.

M. DIDAY. M. Horand est trop absolu. Lorsqu'un jeune homme syphilitique vient nous demander conseil sur l'époque de son mariage, nous ne sommes pas aussi sévères.

M. POULLET propose de réunir dans une même escouade les ouvriers syphilitiques ou ayant eu la syphilis.

M. GUINAND s'engage à faire faire de nouvelles expériences avec l'embout, et il promet également de le faire employer par les ouvriers syphilitiques.

Sur la proposition de M. Diday la Société émet le vœu suivant :

1° **Que des visites périodiques régulières des ouvriers verriers employés au soufflage soient instituées dans toutes les usines où l'on fabrique le verre ;**

2° **Que les ouvriers souffleurs, syphilitiques ou ayant eu la syphilis, ne soient plus admis à travailler sans faire usage de l'embout inventé par M. Chassagny, au moyen duquel la contagion entre compagnons de soufflage est sûrement évitée.**